コロナウイルスの終息とは、撲滅ではなく共存

彰

SB新書
516

2019年12月

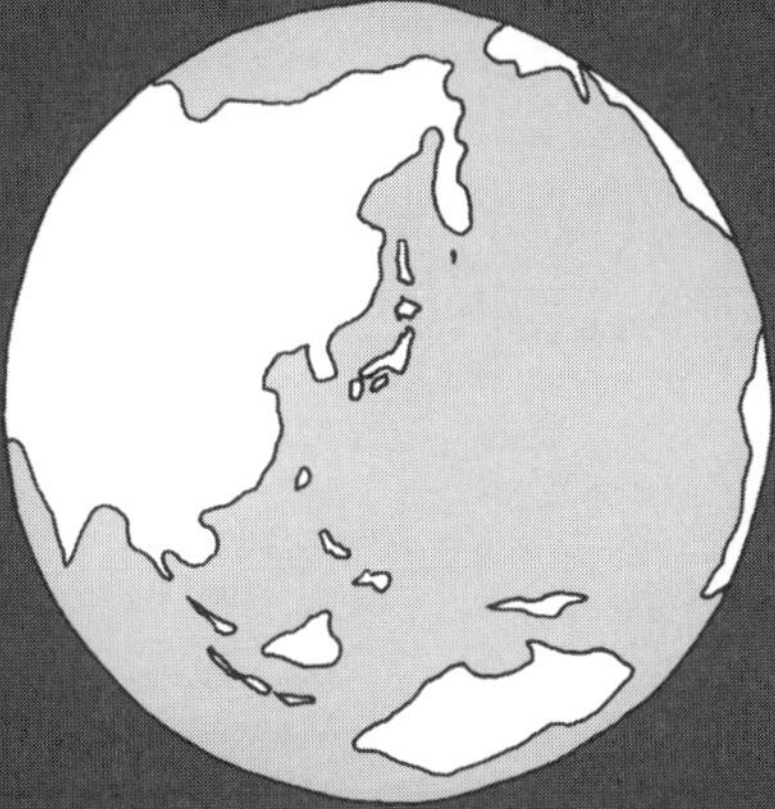

「それ」は
突然
やって来た……。

中国・武漢で発生した
原因不明の肺炎は

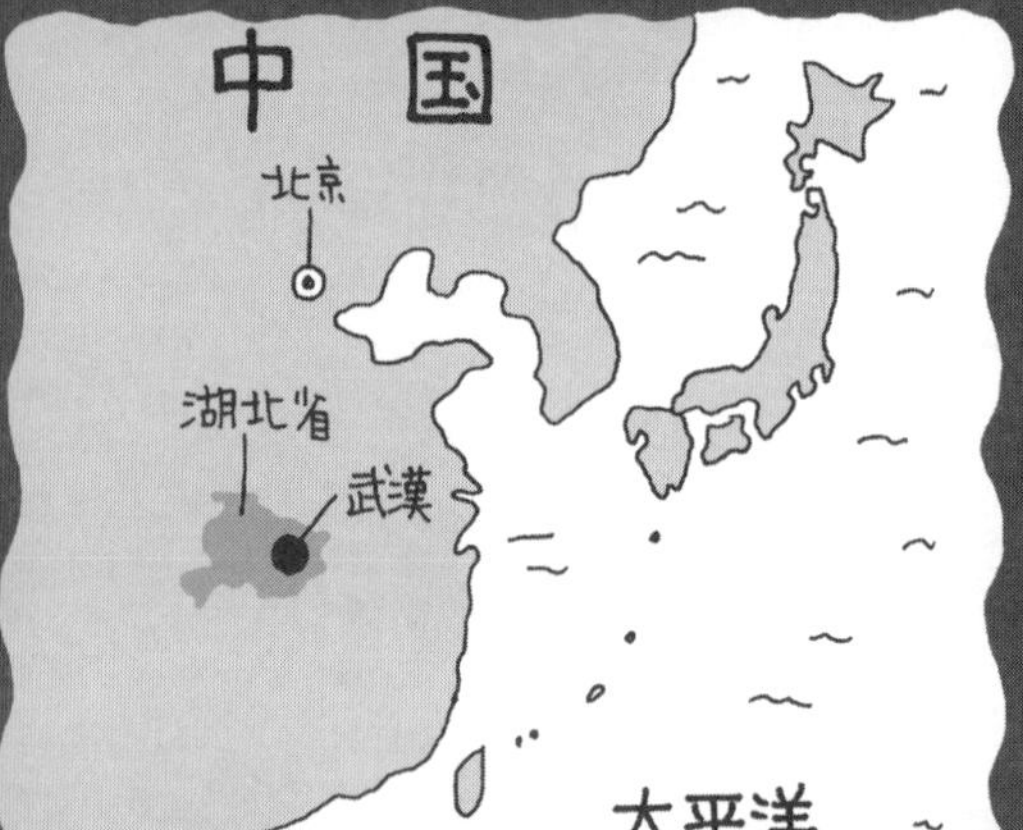

あっという間に
世界中に感染拡大

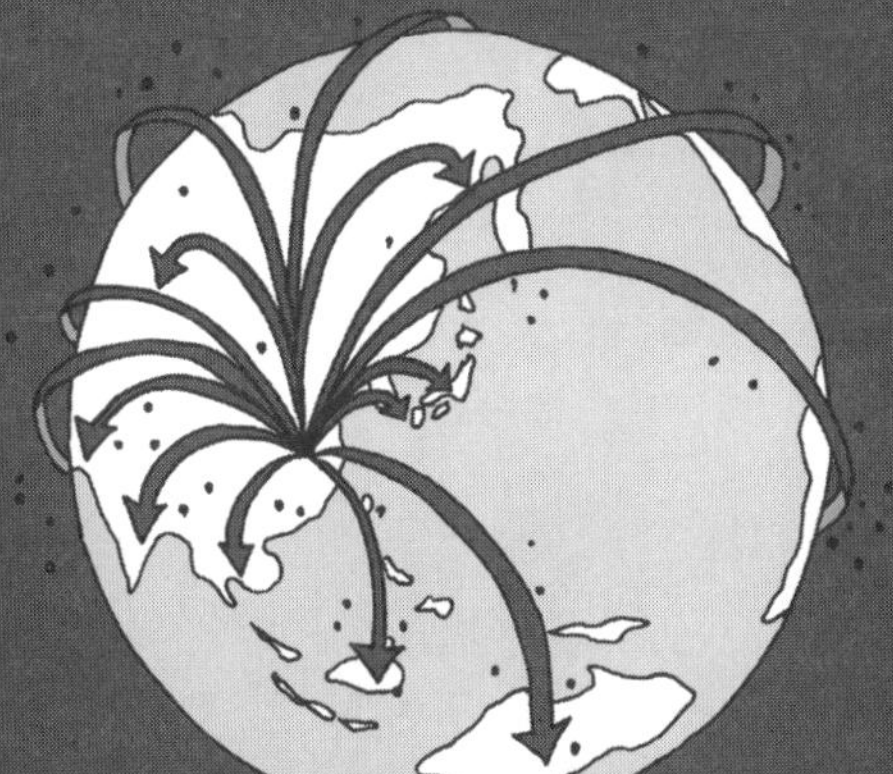

強い国も
陽気な国も
勢いのある国も
すべての国の
すべての人たちが

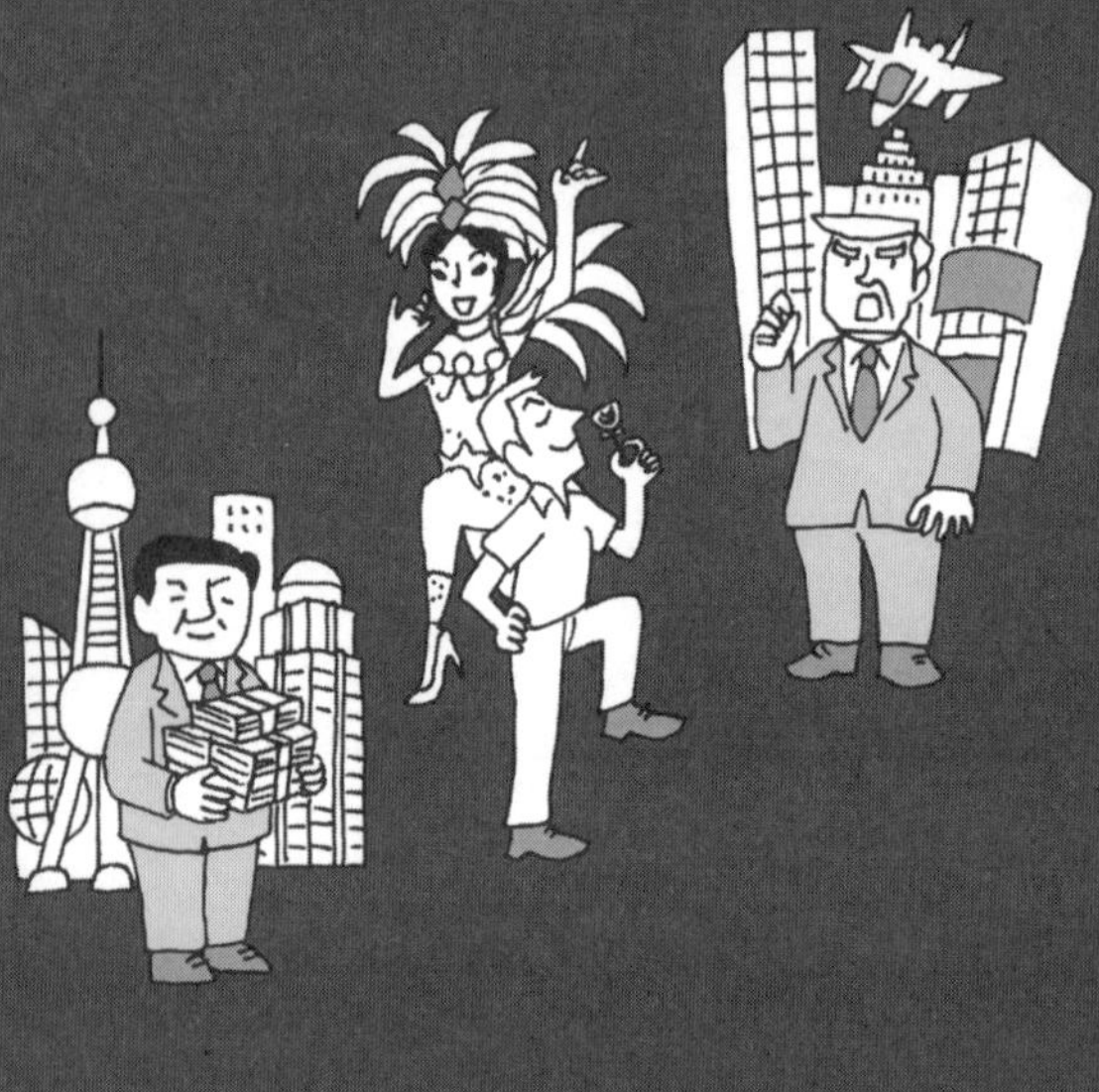

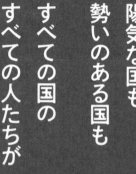

「それ」を恐れて、
みんな閉じこもり、
人々はそれまで
当たり前に
享受していた
自由を失った。

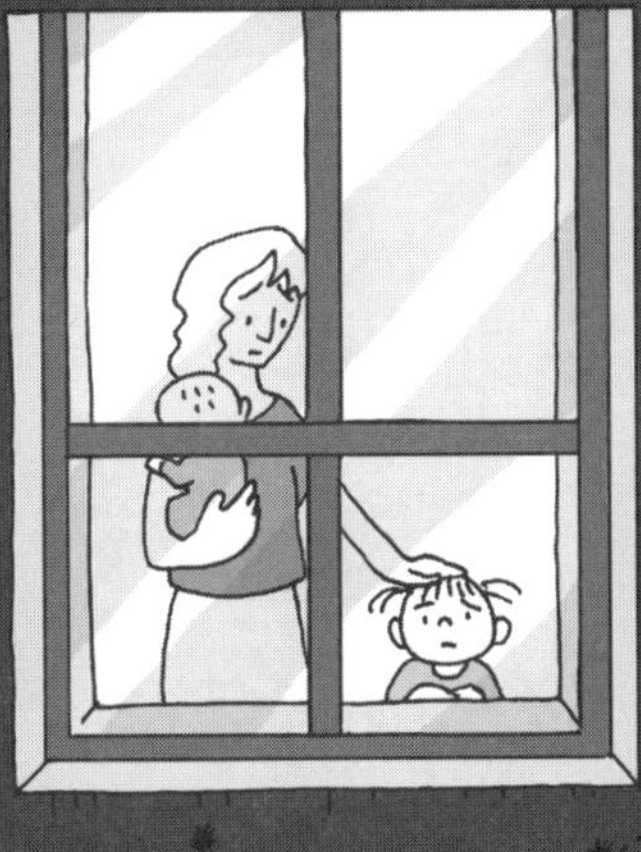

街には人がいなくなって、
あらゆるイベントは中止。
経済はストップした。

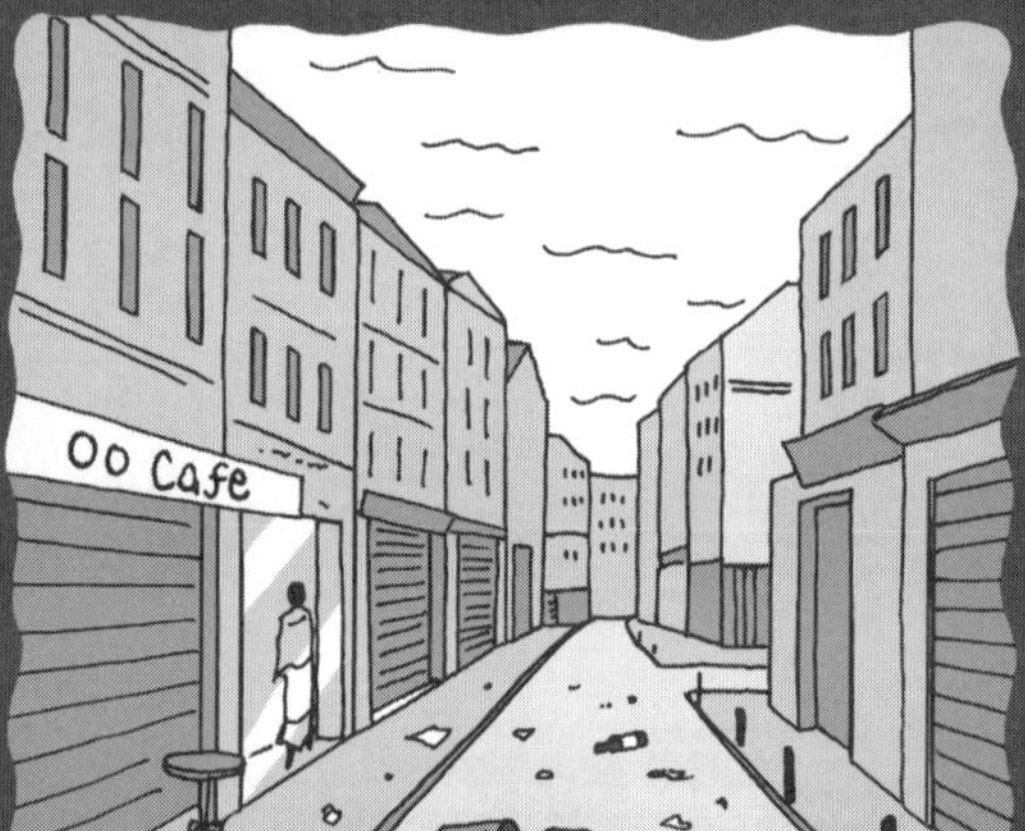

それでも感染の勢いは
止まらない。
医療現場の人たちは、
自分たちも
ボロボロになりながら、
目の前の命を救おうと
ギリギリのところで
必死に踏ん張った。

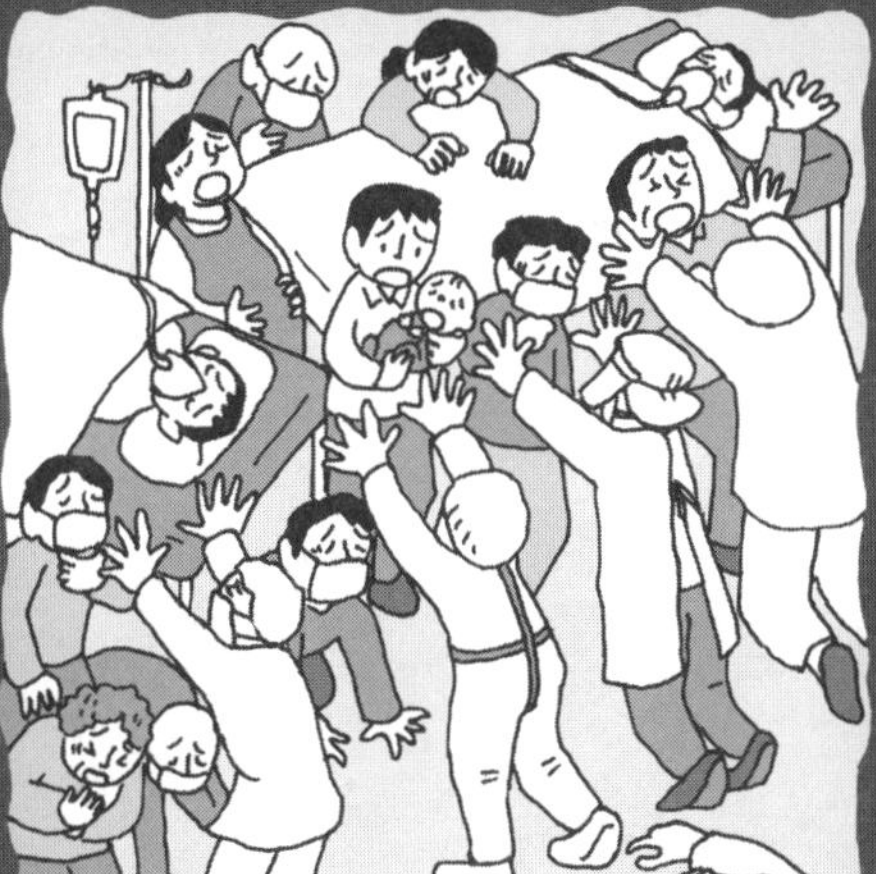

そして私たちは
「**それ**」によってたくさんの
かけがえのない命を失った……。

「それ」の正体は
新型コロナウイルス
（COVID-19）。

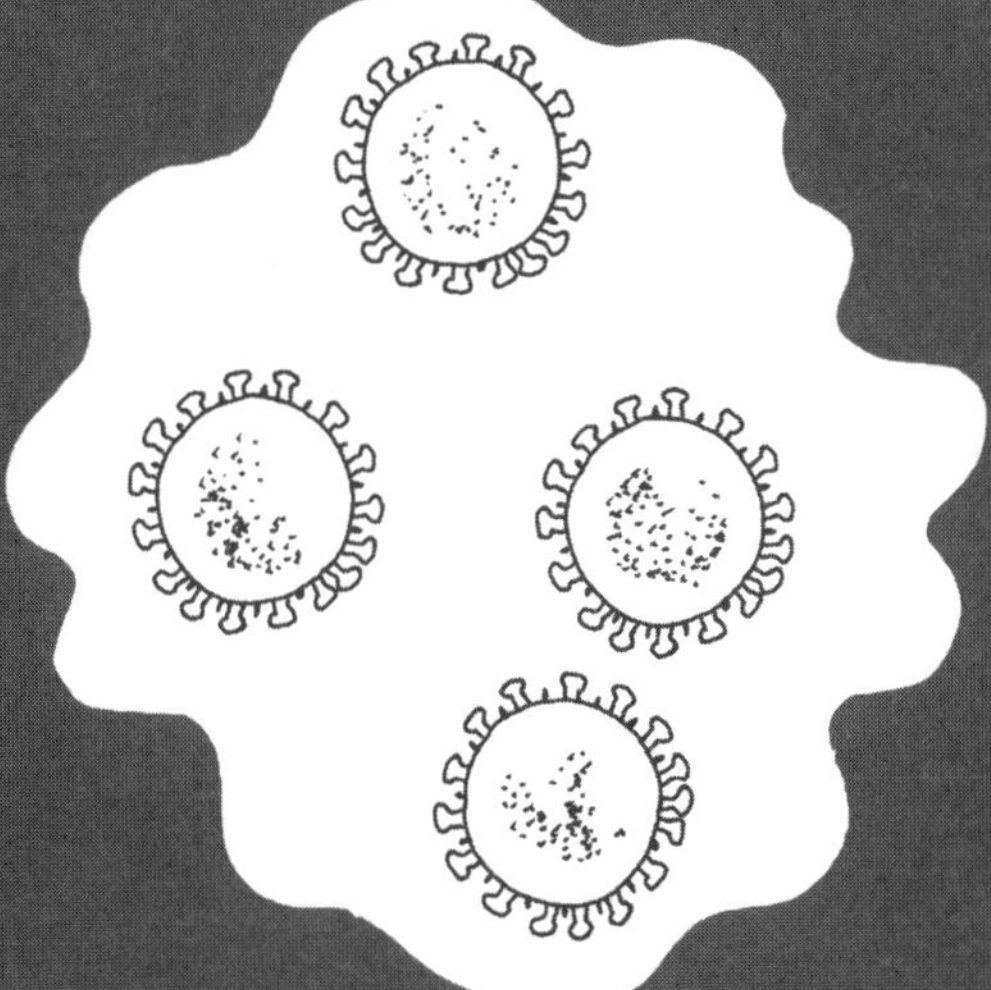

コロナウイルスは
大切な人の命を奪う
恐ろしい感染症。
もしかしたら、
あなたの行動が
あなたの大切な人の命を
奪うかもしれない。

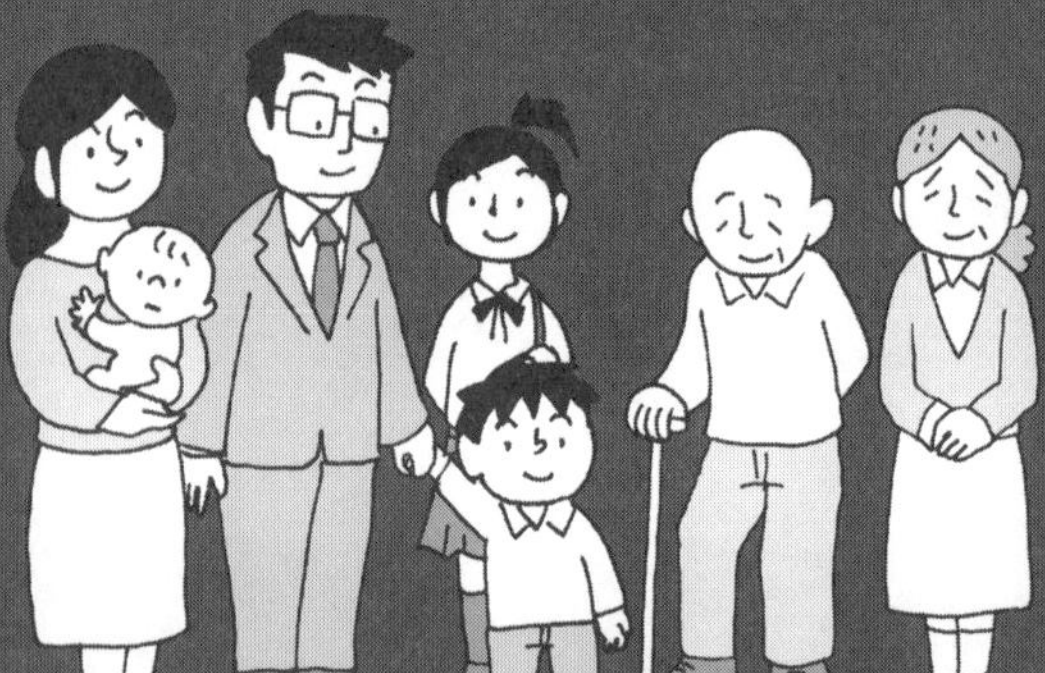

けれども私たち人間は、
ずっと家に
閉じこもっている
わけにはいかない。
世の中の経済を回すのも、
誰かの命を支える
私たちの大事な役割だから。

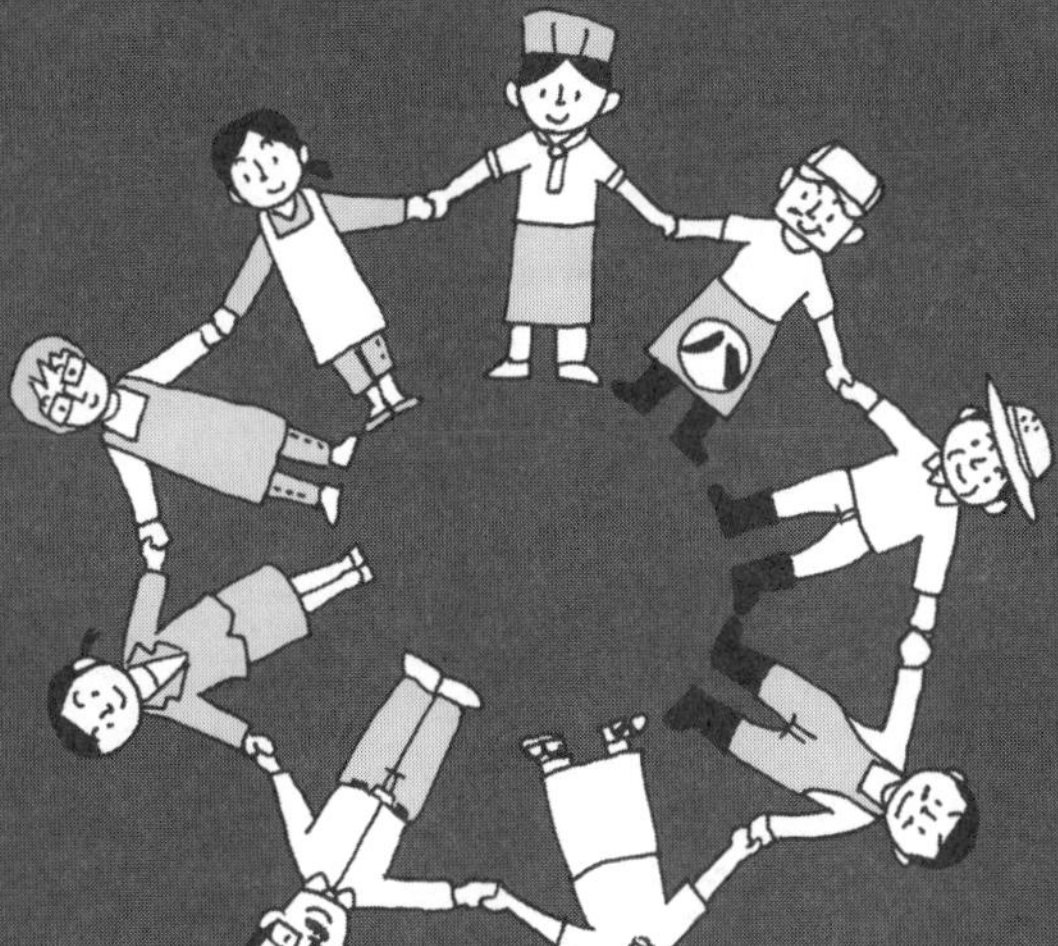

じゃあ、私たち人類は、
「コロナウイルス」と
どう向き合えばいいのか？
目指すはウイルスの撲滅か？
それとも共存か？

え？

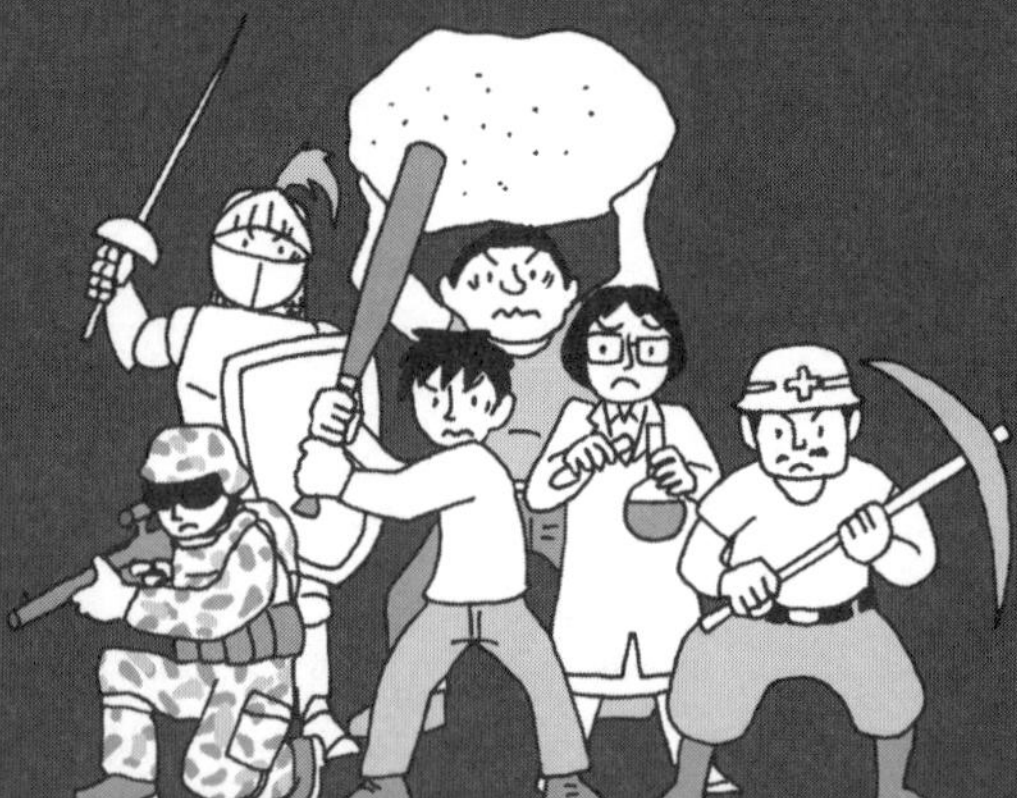

大切な人の命を奪うような
ウイルスとの共存なんてできるの？
それは、人類の歴史が教えてくれます。
私たちには「**知識**」と「**知恵**」という
武器がある。

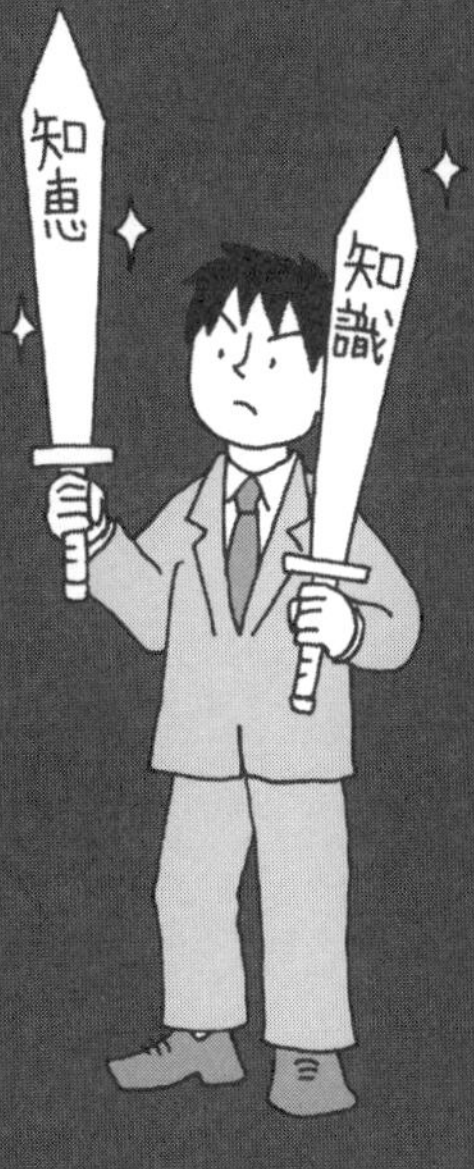

さあ！
やみくもに恐れるのは、
もうやめよう。

正しい知識で
正しく恐れる。

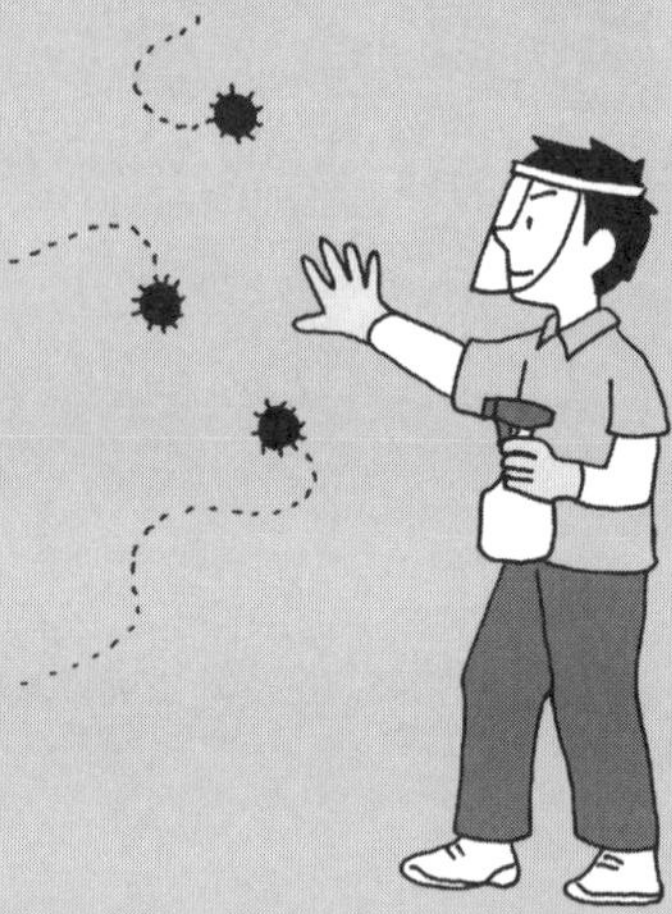

新しい知恵と工夫で
新しい生活スタイルを
手に入れる。

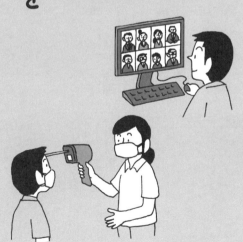

私たち人間は、コロナでたくさんの
大事な命を失った。
だからこそ、
コロナ以前より、コロナ以後、
どう生きていけばいいのか、
考える。
痛みを忘れずに、地に足をつけて。

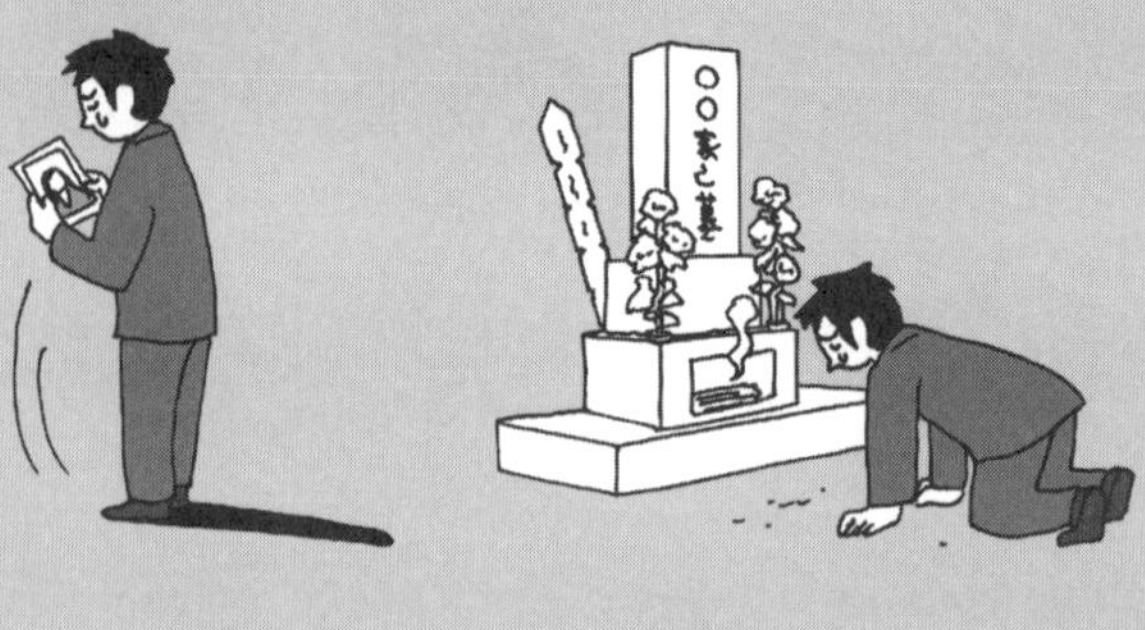

正しい知識を味方につけて、
しっかり歩いていこう。

この本は「正しい知識」を
身につけるための第一歩です。

はじめに――「ウイルスを撲滅する」というのは、人間の思い上がり

書名を見て、驚きませんでしたか。コロナウイルスをいつ撲滅できるかと期待していた人はガッカリするかも知れません。しかし、「ウイルスを撲滅する」というのは、人間の思い上がりなのです。撲滅させるのではなく、どのように「共存」していくかが大きな課題になっています。英語で表現すれば「ウィズ・コロナ」です。

人類が誕生する前からウイルスは地球上に存在していました。人間の体内にも多種多量のウイルスが存在しています。これらのウイルスは、人間に悪さをしないのです。なぜか。

この中には、人間の体内に入り込んだ段階で、多くの人間を死に至らしめた種類もあったかも知れません。しかし、致死率の高いウイルスは、宿主である人間を死なせてしまうことで、自分も存在できなくなります。人間に害を与えないタイプに変異し

たウイルスのみが人間と共存できてきたのです。
ウイルスに知性はありませんが、こんな進化の過程を見ると、まるでウイルスが狡《こう》知《ち》に長《た》けているかのように思えてしまいます。だったら、私たち人類も狡知を発揮しなければならないでしょう。

今回の新型コロナウイルスの発生は中国の武漢市でした。中国は、自分に都合の悪いことを隠蔽する体質がトップから下部まで徹底しています。２００２年から２００３年にかけて中国でＳＡＲＳ（重症急性呼吸器症候群）が流行した際、中国共産党は情報を必死になって隠蔽し、それが感染を拡大しました。隠蔽は危険であることを、当時の中国共産党は学んだはずでした。しかし、教訓として受け継がれてはいなかったのです。

もし武漢で新型肺炎の発生が確認された段階で、直ちに情報を公開して対策に取り組んでいれば、世界でこれだけの死者が出ないで済んだはずです。中国の責任は極めて大きいと言わざるを得ません。

とはいえ、アメリカのドナルド・トランプ大統領のようにアメリカ国内での感染拡大の責任には頬かむりして、全ての責任を中国に押し付けても問題が解決するわけではありません。ウイルスは国境を意識しません。国境を軽々と越えてくる存在だからこそ、世界が協力して立ち向かわなければならないのです。

ウイルスとどう立ち向かうか。今回は台湾の対策が水際立っていました。その理由を探ると、そこには過去のSARS対策で失敗したことをきちんと教訓にしていたことが挙げられます。失敗を失敗としてきちんと教訓にする。歴史に学ぶとは、そういうことです。

日本も2009年の新型インフルエンザ対策で混乱した経験があります。その後、厚生労働省が教訓を報告書としてまとめていたのですが、今回のコロナ禍で、政府が参考にしていたようには思えません。とりわけ当初はPCR検査を簡単には受けられませんでした。「37・5度の熱が4日以上続かないとPCR検査を受けられない」という基準が適用され、自宅で苦しんでいた人たちもいました。

これだけ当初の対応に混乱があった日本ですが、世界と比較すると、死者の数や重症者の数は少なくて済んでいます。それはなぜか。京都大学の山中伸弥《やまなかしんや》先生は、その理由を「ファクターX」と名づけて原因究明が必要だと提唱しています。

新型コロナウイルスには、未解明の点が数多く存在するのです。そして、いずれまた別の新型感染症が誕生することでしょう。そのとき世界はどのように立ち向かえばいいのか。私たちは5月31日、フジテレビ系列の特番「池上彰緊急スペシャル！～世界を変えた新型コロナ　未来を生き抜く私たちの闘い～」で、この間のさまざまな経験を検証しました。この本は、その内容を基に、その後の経緯も追加してまとめてみました。少しでも参考になれば幸いです。

2020年7月

ジャーナリスト　池上　彰

『コロナウイルスの終息とは、撲滅ではなく共存』◉目次

第4章 感染者を救う抗ウイルス薬——そもそもウイルスとは何か？

第7章　パンデミック第2波に備えよう——人類が打ち勝つために

※本書のデータと情報は、調査時のものです。

第1章

世界を変えた新型コロナ

——新型コロナ流行の現状

◉「ステイホーム」で緊急事態を乗り切る

新型コロナウイルスの流行によって世界は大きく変わりました。2019年12月から始まった流行は、2020年1月の時点では中国・湖北省《こほく》武漢《ぶかん》市を中心に中国国内が主でしたが、2月末には韓国、イタリア、イランをはじめ世界50カ国・地域で感染が確認されるなど世界中に広まりました。

これを受けて世界保健機関（WHO）は1月30日に緊急事態を宣言します。しかし、感染拡大の勢いは一向に衰えず、感染国・地域が110を超えた3月11日、WHOはパンデミック（爆発的な大流行）と認定しました。

7月14日現在、累計感染者数は1297万人を超え、世界のほとんどの国・地域で感染者が発生している状況です。

この間、欧米各国は都市封鎖（ロックダウン）を行って住民の外出や移動を強制的に制限する措置をとりました。日本でも政府が法律に基づく「緊急事態宣言」を発令し、人と人との接触を8割減らすことを目標に、大がかりな新型コロナウイルスの封じ込

新型コロナウイルスの世界の感染者数と死者数

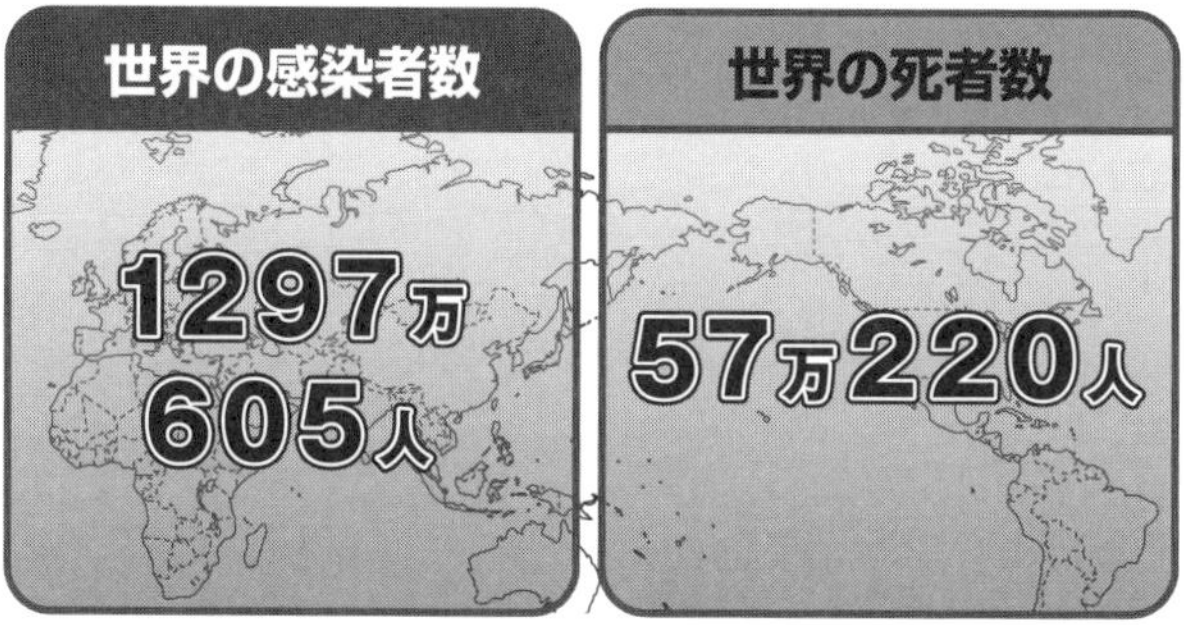

2020年7月14日午前0時35分時点
米ジョンズ・ホプキンズ大学HPより

め策を行いました。

東京、大阪、福岡など7都府県を対象に「緊急事態宣言」を出したのが4月7日。16日には対象を全国に拡大し、期限は全国一律で5月6日まで、後に5月末まで延長されました。

政府や自治体の要請を受けた国民は、不要不急の外出を控える、仕事は在宅やテレワークで行う、学校は休校し店舗の営業は自粛する、休業要請に従う、など感染対策のために進んで協力しました。

日本の場合、不要不急の外出をしたからといって罰金を科されることはありません。法律上はあくまで要請であって強制的な命令ではないからです。この点が海外のロックダウンと違うところです。

そんな生ぬるいことでいいのかと海外メディアからは批判もされましたが、多くの人が一日も早く感染を終息させようと「ステイホーム」に前向きに取り組みました。

結果として、5月半ばには39県で「緊急事態宣言」が解除され、同25日に全都道府県の解除が完了しました。

日本では、手の付けられないような感染爆発が起きる前に何とか抑え込みに成功したのです。

◉レインボーブリッジは虹色か赤色か

とはいっても、感染の完全な終息はまだ先です。緊急事態宣言が解除された途端、早速一部の地域で再び感染者が増え始めました。

東京都は5月26日以降、1日当たりの感染者数が5日連続で10人を上回り、6月2日に34人と跳ね上がったため、同日夜、「東京アラート」を発動しました。この東京アラートは、感染拡大の兆候が見えた時に東京都が独自に出す警戒の呼びかけです。

緊急事態宣言解除後、都はレインボーブリッジ（東京港連絡橋）や都庁舎を虹色にライトアップしていました。このライトアップが、東京アラートの発動とともに赤色に変わりました。

この時点で都の休業要請は段階的に緩和され、4段階の工程表（ロードマップ）のうち一番厳しい「ステップ0」から「ステップ2」に移行済みでした。美術館、図書館、学校や大学、屋内運動場、映画館、スポーツジム、商業施設（百貨店、ショッピングモールほか）といった幅広い施設が営業あるいは利用を再開できるようになっていました。

しかし、感染が拡大したら再び休業要請を行うかもしれない、つまりステップ0に逆戻りする可能性もある。これが都の考え方です。

その後、新規感染者数は一定の水準以下に抑えられたため、6月11日、東京アラートは解除されました。翌日、工程表の「ステップ3」に移行し、パチンコ店、カラオケ店、ゲームセンターなどが休業要請の対象から外され、19日には接待を伴う飲食店やライブハウスなども解禁となりました。

ところが再び新規感染者数が100人を超える日が続くようになってしまいました。

◉七つのモニタリング指標で感染状況を把握

人口が密集する東京都では、いつ感染拡大が起こるかわかりません。6月24日以降、東京都の新規感染者は連日50人前後とより高い水準で推移しました。しかし、なぜか「東京アラート」は発動されませんでした。

7月に入ると2日は107人、3日は124人と桁《けた》が一つ増えました。東京都で100人を超える新規感染者が出たのは2カ月ぶりです。小池都知事は「感染拡大要警戒」という言葉を使って危機感を露《あら》わにしました。

都は「東京アラート」を廃止し、今後は**七つのモニタリング指標***を使って「感染状況」と「医療提供体制」について週に一度、総括コメントを発表するとしています。

***七つのモニタリング指標**＝①新規感染者数 ②発熱などの相談件数 ③新規の感染経路不明者の人数・増加比 ④検査の陽性率 ⑤救急患者を受け入れる医療機関の逼《ひっ》迫《ぱく》度（以上は1週間平均）⑥入院患者数 ⑦重症患者数の七つの指標。「東京アラー

ト」発動の基準とされたそれまでのモニタリング指標に代わるものとして、2020年6月30日に東京都が発表した。

7月2日に出された「感染状況」に関する総括コメントは、「感染が拡大しつつあると思われる」で4段階評価の上から2番目。「感染が拡大していると思われる」に次ぐ厳しい評価となりました。

「医療提供体制」については、4段階評価の上から3番目。まだ余裕があるけれども、体制強化の準備を始める必要がある、としています。

当分の間、都の発表から目が離せない状況が続きそうです。

◉世界の死者数は57万人を超えた！

とりあえず新型コロナを抑え込んだ日本に対し、世界では依然として感染の拡大が続いています。世界全体の総死者数は57万人を超えました（7月14日現在）。

この数字を実感的に捉えるため、別のある数字と比較してみました。世界の自然災

世界の死者数

新型コロナ
57万220人
2020年7月14日午前0時35分時点
米ジョンズ・ホプキンズ大学HPより

自然災害（2011~2018年）
14万3358人
ベルギー災害疫学研究所のEM-DATより

害に関する統計を調べている災害疫学研究所（ベルギー）のデータを見てください。２０１１年から18年までの世界の自然災害による死者数は約14万3千人です。この８年間で起きた世界の自然災害での死者数の実に４倍近い人が、今回の新型コロナウイルスで亡くなっているのです。

新型コロナのニュースを聞くようになってからわずか半年で、これだけの犠牲者が出てしまいました。特にアメリカの死者数は突出して多く、７月上旬には13万人を超えました。世界の死者の４人に１人はアメリカ人と言えるような状況になっています。

◉感染の中心は北半球から南半球へ移行!?

私たちがこれから警戒しなければいけないのは、新型コロナウイルスのパンデミック第2波です。

次のページに掲げたのは、1日の新規感染者数の人数と割合を示したグラフです。世界のトップ10を取り出しました。3月30日のグラフには薄い色しか付いていません。これは北半球の国であることを表しています。右は5月30日のグラフで、ブラジル、ペルー、チリが濃い灰色になっています。この3カ国はいずれも南半球の国です。二つのグラフから、感染が北半球から南半球へと広がっていることがわかります。

この評価には、いくつか理由が考えられます。

たとえば風邪の症状を引き起こす多くのウイルスは、寒くて乾燥した環境で活発になるといわれています。南半球は冬に向かっていくのでウイルスの活動が活発になっているのではないか、という見方があります。

しかし、新型コロナウイルスが本当にそういう傾向を示すのかどうかは、実はまだ

新型コロナウイルス1日の新規感染者数　世界トップ10の割合

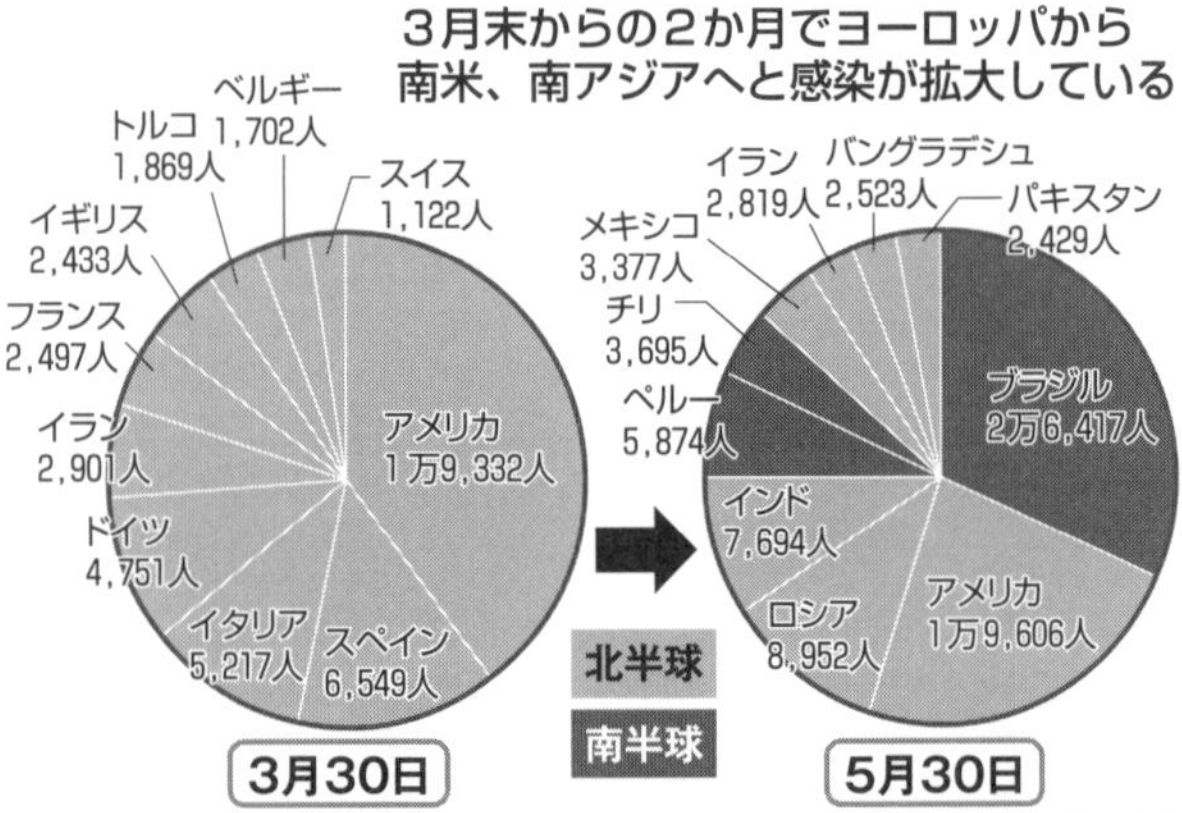

WHOの日報を基に作成

はっきりわかっていません。南半球には医療体制が脆弱《ぜいじゃく》な国が多いことから感染の把握が十分できておらず、ようやくある程度確認できるようになってきたので数字が多く見えているだけではないか、という見方もあります。

このように正確な理由はまだはっきりしていないのですが、このグラフだけを見ると、「感染の中心が南半球に移ってきているのかな」と言えるのではないかと思います。

逆に言えば、この先、北半球も季節が進んで寒くなってくると再び感染が増えることも考えられます。また、今増えている南半球からウイルスが日本にもたらされるという懸念もあります。

●入国拒否から受け入れ再開で第2波の恐れ

日本は100以上の国・地域からの入国を拒否してきましたが、夏以降、安全性が高いと判断された国から順次、受け入れの再開を始めます。そうなった時に気をつけなければいけないのが第2波の感染拡大です。

アメリカのCDC、疾病対策センターのロバート・レッドフィールド所長は、「新型コロナウイルスの第2波が発生すれば、インフルエンザの流行初期と重なる可能性があり、今回よりもさらに甚大な被害をもたらす恐れがある」と警鐘を鳴らしています。

問題は、新型コロナウイルスとインフルエンザは、初期の症状がよく似ていることです。最初の段階では区別がつかないかもしれない。そうなると、医療現場でインフルエンザかなと思って受け入れたら実は新型コロナウイルスだったということが起こり得ます。それによって院内感染が広がり、医療現場が混乱する危険性もあるわけです。

第２波の感染拡大に警鐘

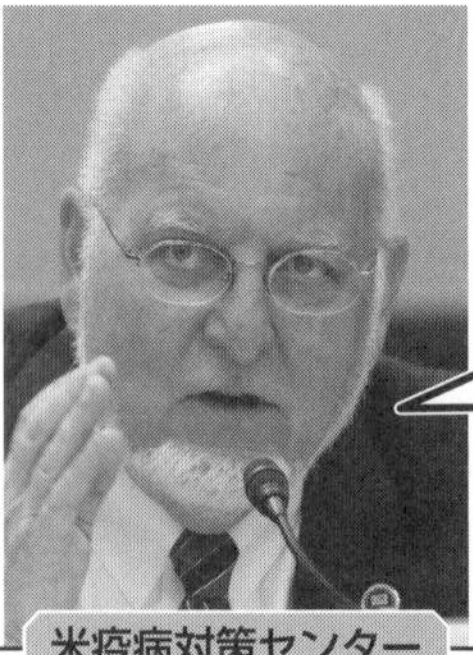

新型コロナウイルスの第２波が発生すれば**インフルエンザの流行初期と重なる可能性があり**今回よりもさらに**甚大な被害**をもたらす恐れがある

4月21日付「ワシントン・ポスト」紙より

米疫病対策センター
ロバート・レッドフィールド所長

CNP／DPA／共同通信イメージズ

では、どうしたらいいのか。これについては、まずインフルエンザへの備えをきちんとすることです。インフルエンザに関してはワクチンがあるので、せめてその対策として、冬の流行が始まる前、秋のうちにインフルエンザの予防接種を受けることが望まれます。

●パンデミック第２波で日本はより危険？

さらに、パンデミック第２波について気になるＷＨＯのリポートがあります。『鳥インフルエンザ：過去のパンデミックの脅威の評価』という、ＷＨＯが過去

第1波より深刻な第2波の危険性

WHO 過去のパンデミックから得た教訓

＝

第1波で影響を受けなかった
年齢層および地域は
第2波に脆弱《ぜいじゃく》である
可能性がある

2005年 WHO「鳥インフルエンザ：過去のパンデミックの脅威の評価」より

に起こったパンデミックから得た教訓をもとに2005年に発表したものです。そこに「第1波で影響を受けなかった年齢層および地域は、第2波に脆弱である可能性がある」と書かれています。

日本は今回、世界的に見れば感染者も死者も少なかったと言えるのかもしれませんが、この教訓に照らすと、第2波では致死率が高まったり、重症化のリスクが高まったりする危険性があります。第1波を抑え込んだからといって決して油断してはいけないという警告です。

そこで次章から、新型コロナウイルスの第2波に備えるため、過去の人類とウイルスとの闘いで得た教訓を踏まえながら、この先私たちがどう立ち向かっていけばいいのか考えていきます。

第2章

台湾・韓国の経験から学ぶこと
——日本の対策組織の評価

◉中国・武漢市当局の隠蔽

新型コロナウイルスは世界で200を超える国や地域に拡散しました。これほどまでに感染拡大を招いた原因の一つは初期対応の遅れです。

中国・武漢で原因不明の肺炎患者が見つかったとされるのは2019年12月8日。しかし、武漢市衛生健康委員会が事実を公表したのは、それから3週間以上経った12月31日でした。

その直前、一人の中国人医師、李文亮《りぶんりょう》さん（眼科医）がSNS上で同僚の医師らに警告していましたが、公安当局からデマを流したとして処分を受け、違法行為をしないとする文書への署名を強制されました。その後、李さん本人も新型コロナウイルスに感染し、2月7日に33歳の若さで亡くなりました。

このような当局の隠蔽《いんぺい》が、初動を遅らせた大きな要因として批判を受けています。

武漢市当局の発表は遅かった

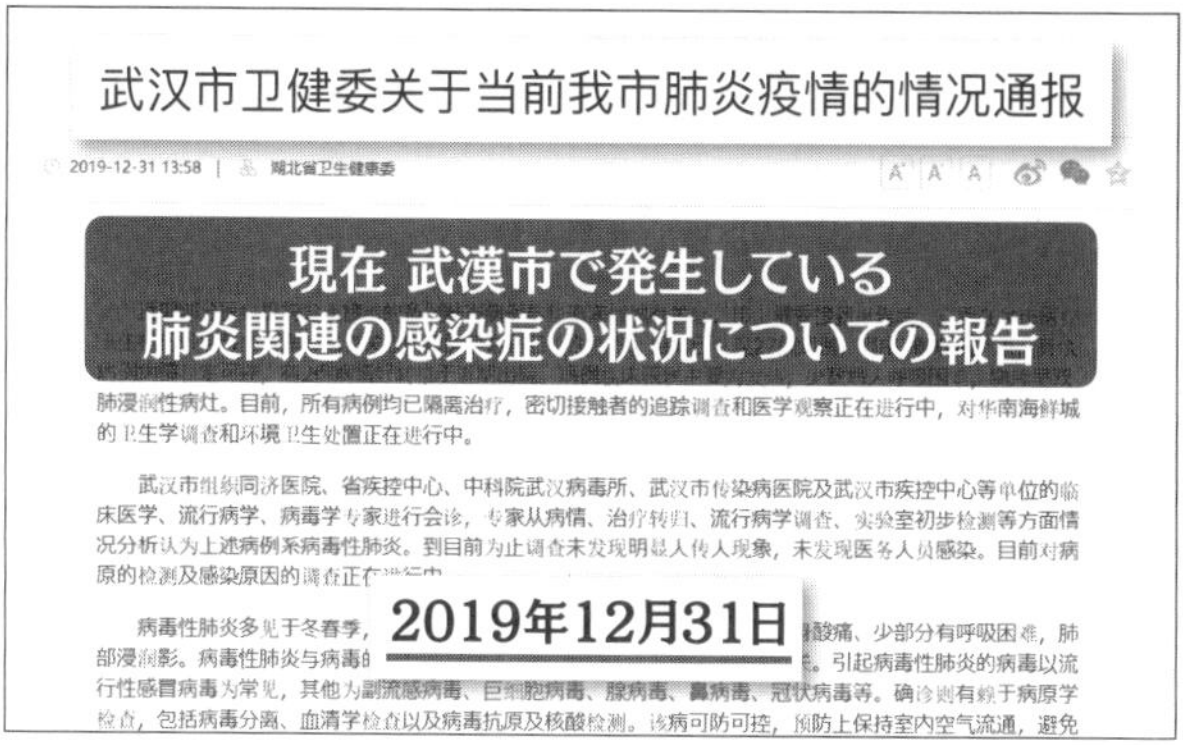

武汉市卫健委关于当前我市肺炎疫情的情况通报

2019-12-31 13:58 | 湖北省卫生健康委

現在 武漢市で発生している
肺炎関連の感染症の状況についての報告

肺浸润性病灶。目前，所有病例均已隔离治疗，密切接触者的追踪调查和医学观察正在进行中，对华南海鲜城的卫生学调查和环境卫生处置正在进行中。

武汉市组织同济医院、省疾控中心、中科院武汉病毒所、武汉市传染病医院及武汉市疾控中心等单位的临床医学、流行病学、病毒学专家进行会诊，专家从病情、治疗转归、流行病学调查、实验室初步检测等方面情况分析认为上述病例系病毒性肺炎。到目前为止调查未发现明显人传人现象，未发现医务人员感染。目前对病原的检测及感染原因的调查正在进行中。

2019年12月31日

病毒性肺炎多见于冬春季，……酸痛、少部分有呼吸困难，肺部浸润影。病毒性肺炎与病毒的……。引起病毒性肺炎的病毒以流行性感冒病毒为常见，其他为副流感病毒、巨细胞病毒、腺病毒、鼻病毒、冠状病毒等。确诊则有赖于病原学检查，包括病毒分离、血清学检查以及病毒抗原及核酸检测。该病可防可控，预防上保持室内空气流通，避免

武漢市衛生健康委員会HPより

SNSで警告していた医師の李文亮氏

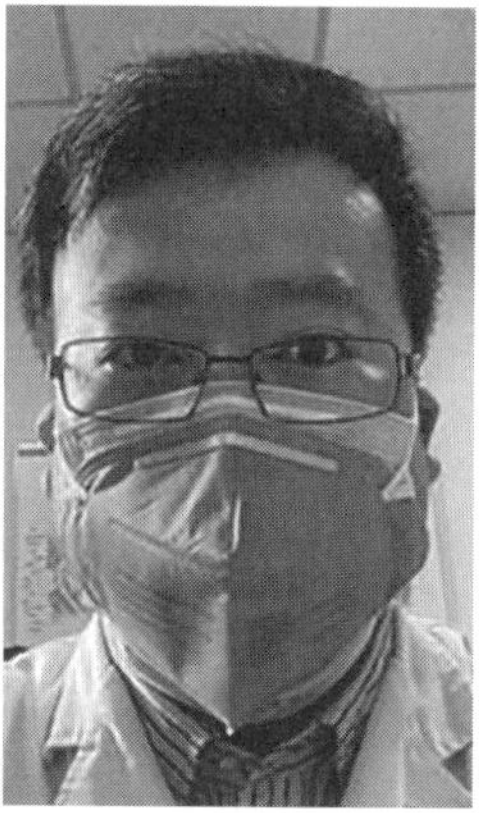

眼科医
李文亮氏

AFP＝時事通信

中国公安当局が李氏に署名させた訓戒書

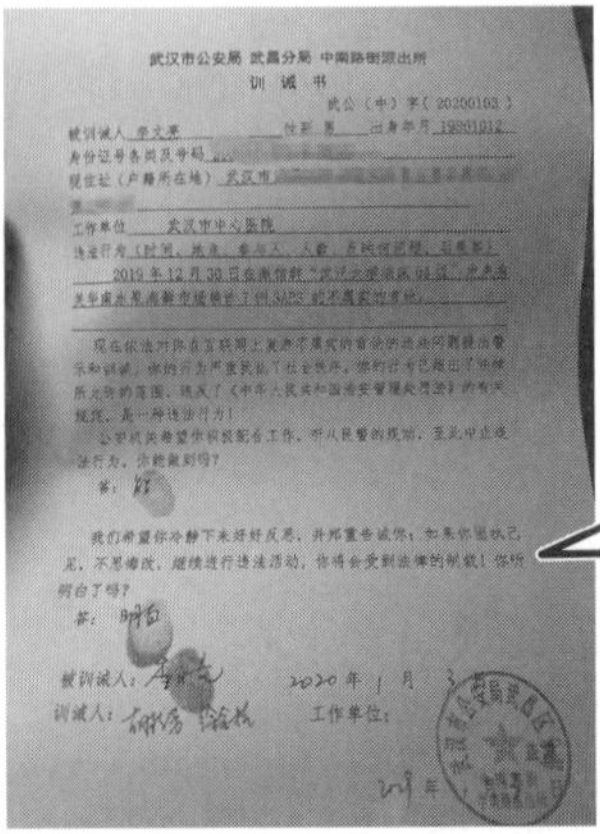

武汉市公安局 武昌分局 中南路街派出所

训 诫 书

武公（中）字（20200103）

被训诫人 李文亮 性别 男 出身年月 19861012

工作单位 武汉市中心医院

被训诫人：

训诫人： 工作单位：

反省せずに違法行為を続けた場合、法に基づき制裁を受けてもらう

李文亮氏自身も感染し入院

2020年1月
新型コロナウイルス
に感染し入院

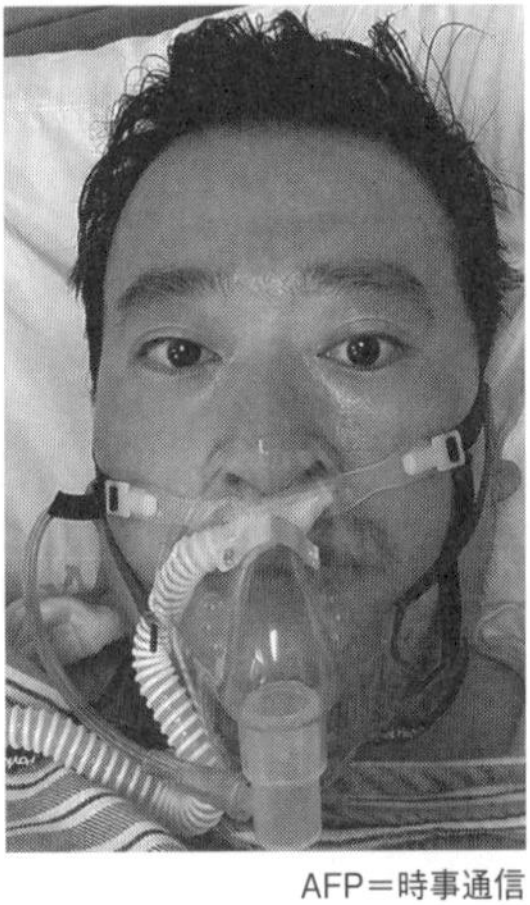

眼科医
李文亮氏

AFP＝時事通信

◉初動対応に成功した台湾

世界が感染拡大の対応に追われる中、封じ込めに成功し、初動対応の成功例として世界に注目されているのが台湾です。台湾当局は特に外出自粛を求めていないにもかかわらず、7月5日時点で感染者は449人、うち死者は7人にとどまっています。

（衛生福利部疾病管制署HPより）

封じ込めの成功の裏には、最前線で活躍する組織と「鉄人」と呼ばれる指揮官の存在がありました。一方日本では、緊急事態宣言は解除されたものの、いつ第2波が来るか予断を許さない状況が続いています。そこでまず、日本と台湾がどんな初動対応をしてきたのか検証してみましょう。

台湾の新型コロナ対策の第一線で活躍しているのが、対策本部「中央感染症指揮センター」です。

同センターは、「疾病管制署」という感染症に対応する専門機関の職員を中心に構成され、2020年1月に立ち上げられました。日本には、厚生労働省健康局に感染症

台湾の感染者数と死者数

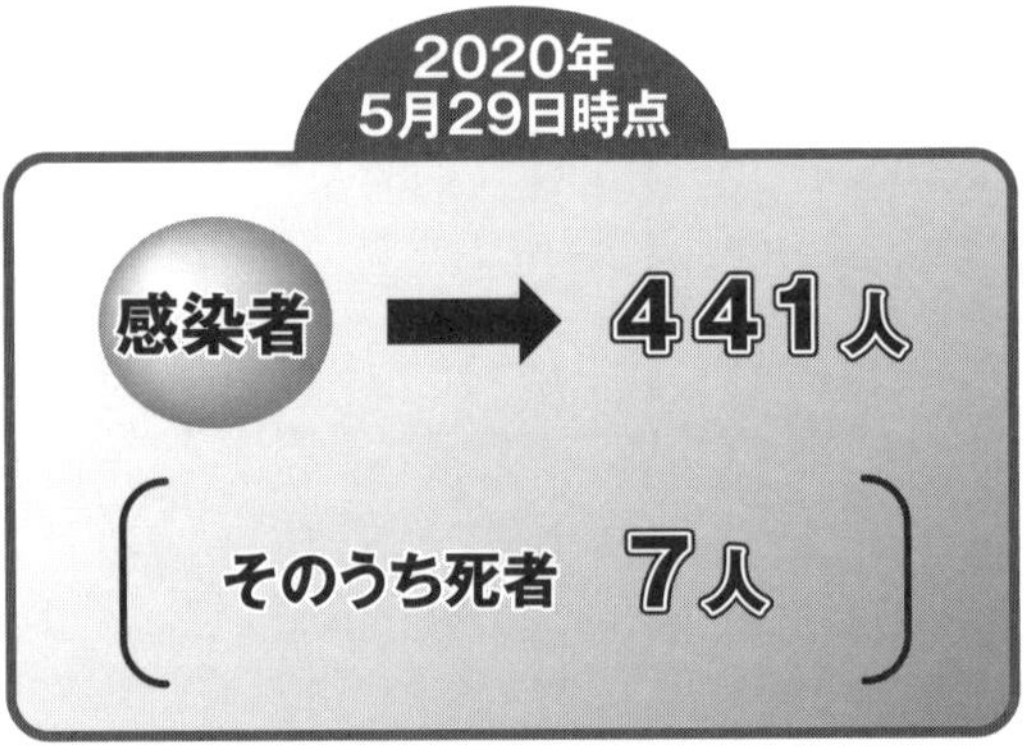
2020年
5月29日時点
感染者
441人
そのうち死者　7人

衛生福利部疾病管制署HPより

専門の課（結核感染症課）があり、職員の中には医師免許を持つ人もいますが、台湾でこれに相当する部署が疾病管制署です。

そしてこの対策本部のトップを務めたのが陳《ちん》時《じ》中《ちゅう》さん（66歳）です。陳さんは感染症の専門家ではなく、本来の職業は歯科医師です。しかし今回、衛生福利相、日本でいえば厚生労働大臣にあたる立場で指揮を執りました。

毎日記者会見を行い、それこそ不眠不休で対応にあたったことから、台湾では「鉄人大臣」と呼ばれています。

台湾の新型コロナ対策本部のトップを務めた、陳時中氏

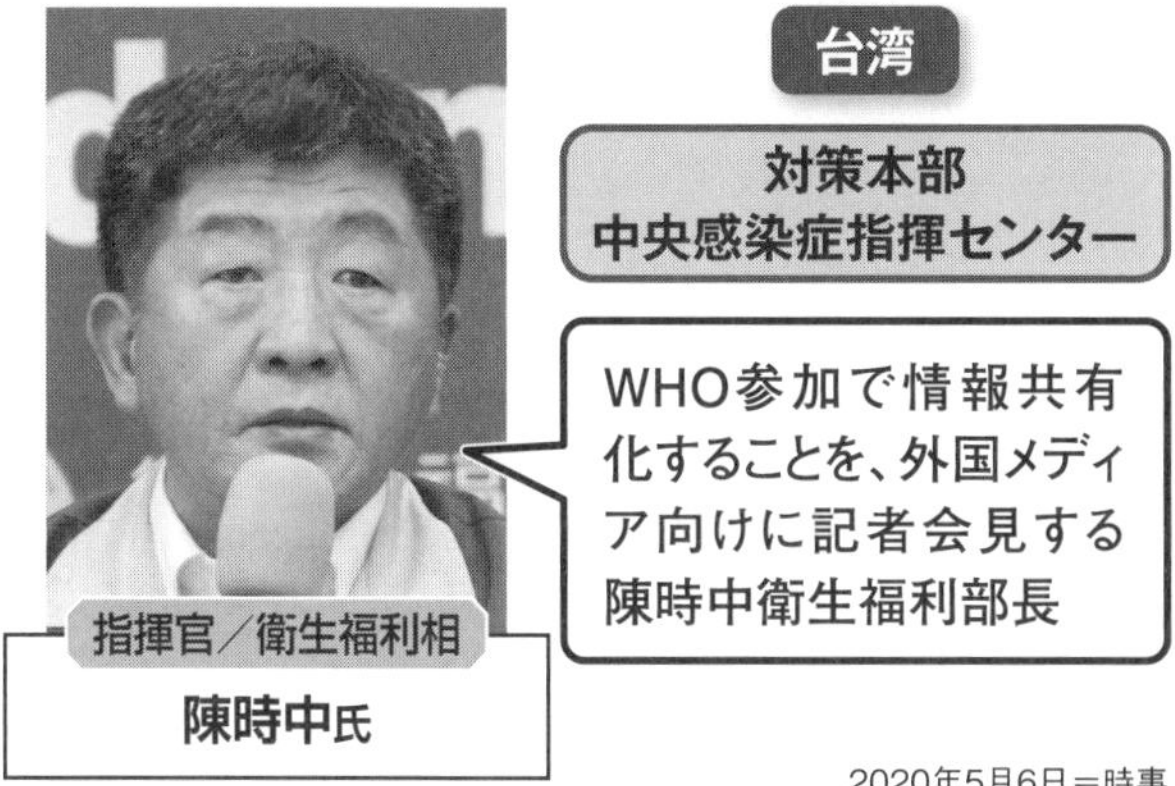

2020年5月6日＝時事

共同通信

◉台湾で絶大な支持を得た「鉄人大臣」

2月4日、武漢からのチャーター便で帰ってきた台湾の人たちの中に感染者が一人確認されました。その日の記者会見で陳時中さんはこんな一面を見せました。

「感染者が増えるということは望ましくないことですが、台湾に帰すことで患者の命を救える可能性が高くなったということです。我々医療界が全力を尽くしてその患者を助けます。……」

陳さんは途中で言葉を詰まらせ、気持ちが高ぶったのか、ハンカチでしきりに

会見中、涙をぬぐう陳時中氏

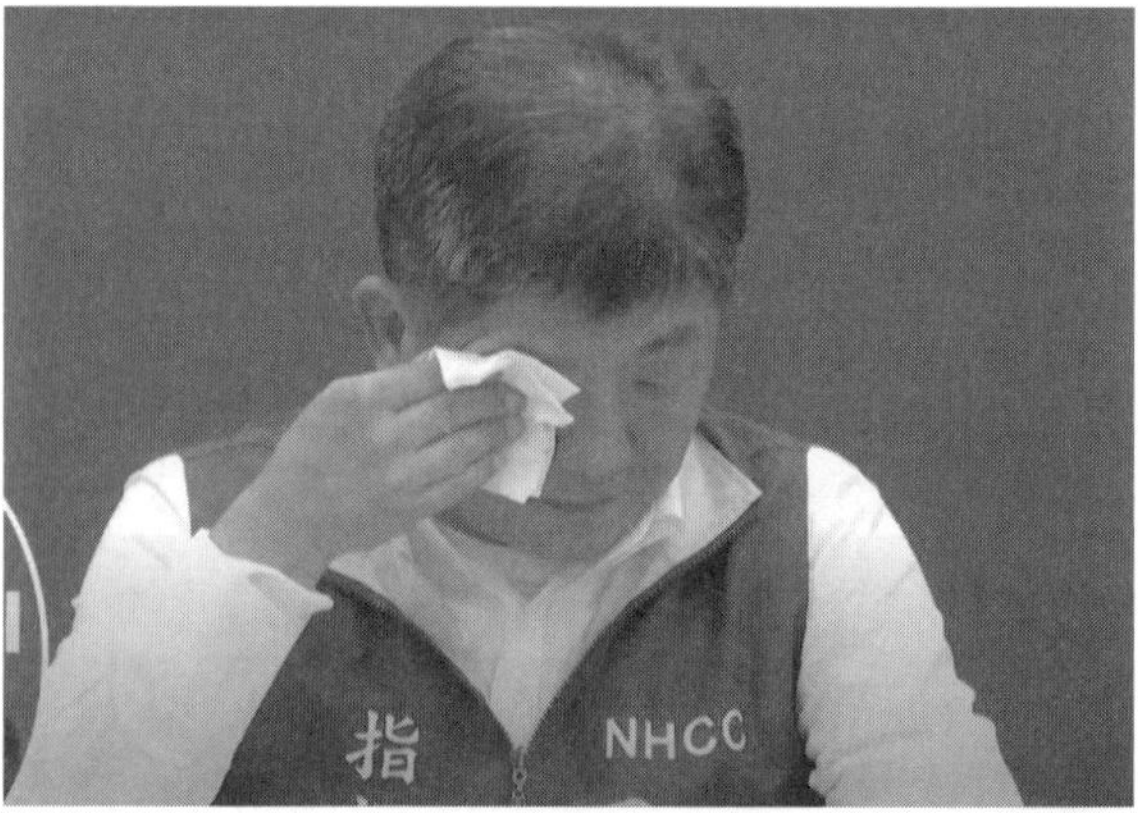

台湾衛生福利部公式YouTubeチャンネルより

涙をぬぐいました。これが台湾の人々の心を揺さぶったのです。

4月1日の記者会見では、延々2分以上かけて質問した記者が、全部の質問に答えてもらえなかったため「先ほど聞いた質問に答えていないのでは？」と大声を出しました。これに陳時中さんは、「そんな大きな声で言わなくても聞こえてますよ。私は年ですから、時々忘れることもあります」と応じ、少しイラついた様子を見せました。

その数分後、「私は普段は優しいですが、怒りっぽい時もあります。そういう時は大抵私の（双子の）弟です。弟に代わって皆さんに謝らせてください」と述べたのです。

日付からわかるように、この日はエイプリルフールです。ある新聞がフェイスブックに特別版を載せ、疲れ知らずで働く陳時中さんは双子で、兄と弟が交代で働いているから疲れないいんだろうと報じていました。一読してジョークとわかる記事ですが、陳さんの記者への謝罪はこれを踏まえたものでした。このユーモアのある受け答えも大きな話題になりました。

こうした飾らない人柄が人々の共感を呼び、陳時中さんは台湾で絶大な支持を得ています。

連日記者会見をしていると、感染者の人数や死者数は、単なる数になってしまいがちです。一人一人がかけがえのない命だということをつい忘れてしまうのです。そうならないで、感染者が一人出ただけで涙を流したというところに、陳さんの優しい人間性がよく表れています。

人々に寄り添うという姿勢は好感が持て、これなら指揮官として信頼できますよね。日本でも、上に立つ人や広報を行う人は、こうあってほしいものです。

中央感染症指揮センターの任務

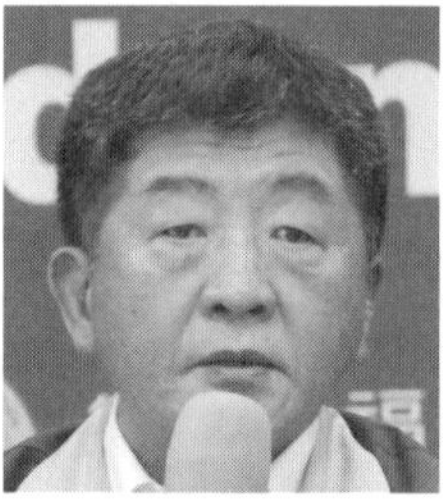
共同通信

台湾

対策本部
中央感染症指揮センター

指揮官／衛生福利相
陳時中氏

・台湾当局の各機関や民間団体などへの指揮・指導ほか
・防疫関連機関への資源・設備・人員の調達や統合

◉異なる対策組織の仕組み

この陳時中さん率いる中央感染症指揮センターの権限は、台湾当局の各機関や民間団体などへの指揮・指導のほか、防疫関連機関への資源・設備・人員の調達や統合といった広い範囲に及びます。要するに、感染症を抑え込むために必要なら、あらゆることを同センターがリーダーシップを取って行うことができる仕組みです。

では、日本の対応はどうだったのか。日本の対策本部は、安倍《あべ》晋三《しんぞう》総理大臣が本部長です。その対策本部の下に2月14

日に設置されたのが「専門家会議」で、国立感染症研究所所長の脇田隆字《わきたたかじ》さんが座長、テレビでお馴染みの尾身茂《おみしげる》さんが副座長を務めました。専門家会議は感染症の専門家によって構成され、医学的な見地から助言や提言を対策本部に出すのが役目です。

これに加えて、もう一つ重要な組織として「基本的対処方針等諮問《しもん》委員会」が設置されました。こちらも専門家によって構成され、メンバーの一部が専門家会議と重複しています。たとえば尾身さんは専門家会議では副座長ですが、諮問委員会では会長です。

当初は感染症の専門家が多かったのですが、緊急事態宣言の解除が視野に入ってきた頃から感染拡大の防止と経済活動をどう両立させるかが課題となり、新たに経済学の専門家4人が諮問委員会に追加されました。

対策実行までの流れは、対策本部が現状分析やそれに基づく助言・提言を専門家会議から受け、それを参考にして感染拡大の防止策など基本的対処方針を作ります。作ったら、今度はそれを諮問委員会に諮問して評価をしてもらい、最終的な対処方針を決めます。その対処方針に則って、対策本部が各省庁や都道府県などと連携をとりな

廃止された、新型コロナ対応組織図

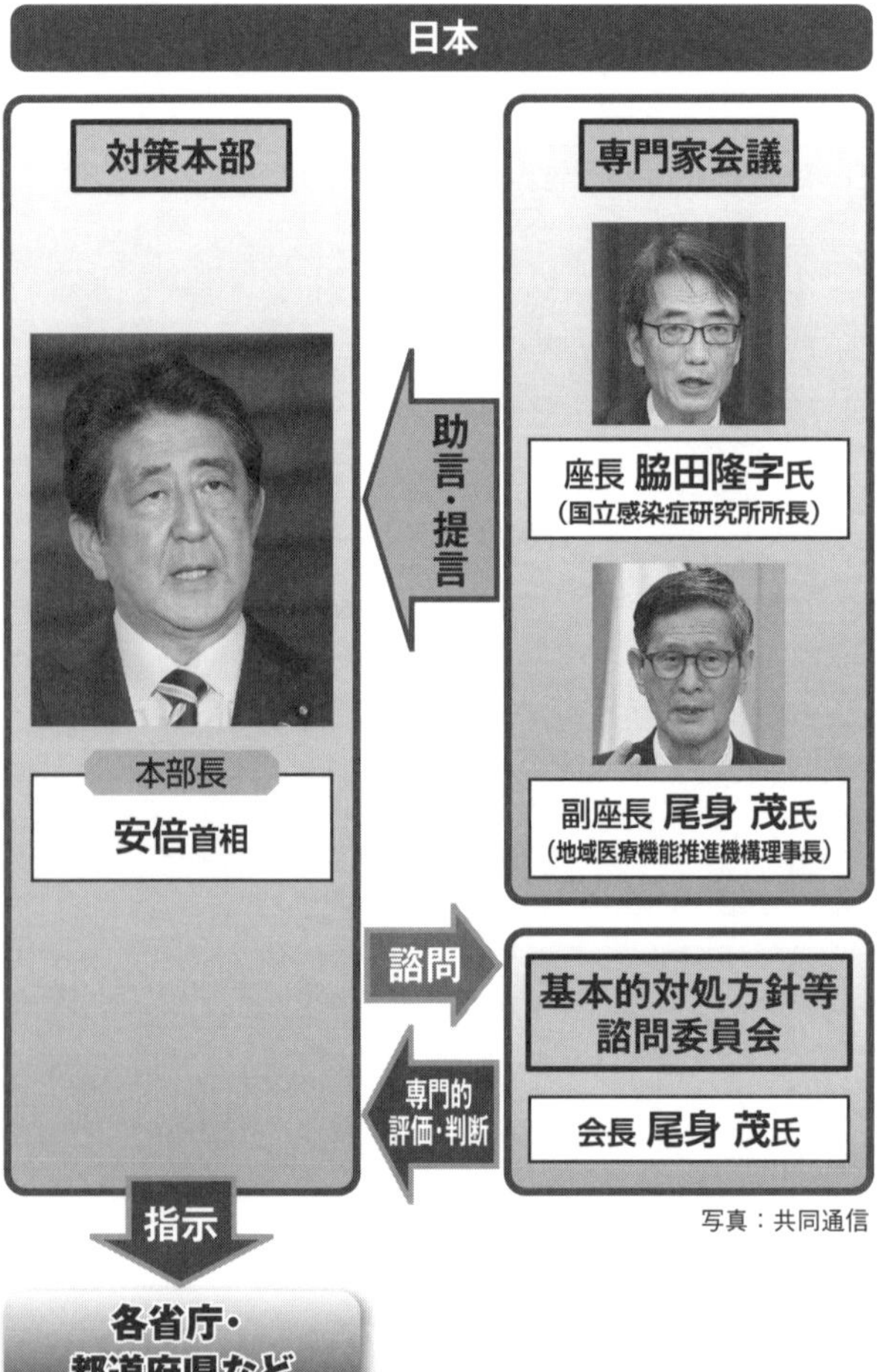

写真：共同通信

がら対応していくわけです。

実際、対策本部は緊急事態宣言を出す時も解除する時も、諮問委員会に諮問して決めていました。

日本の場合、この仕組みからわかるように、慎重を期しているとも言えますが、どこか回りくどい感じが否《いな》めません。時間もかかる上、行ったり来たり感がありますよね。

ほかにも問題がありました。専門家会議の存在がクローズアップされた結果、感染症を抑え込むための助言や提言ばかりが注目を浴び、同会議が危機感をあおったり、人々の生活や行動に立ち入って「ああしろ、こうしろ」と命令したりしているような印象を与えてしまいました。専門家会議座長の脇田さんは「前のめりだった」と述べています。

感染拡大防止が大切なことは言うまでもないことですが、国民にとっては経済活動の継続も大事です。外出自粛や休業で仕事に影響が出る人たち、特にリモートワークになじまない業種の人たちにとっては、経済活動が止まれば文字通り死活問題です。

新型コロナウイルス感染症対策に係る専門家助言組織

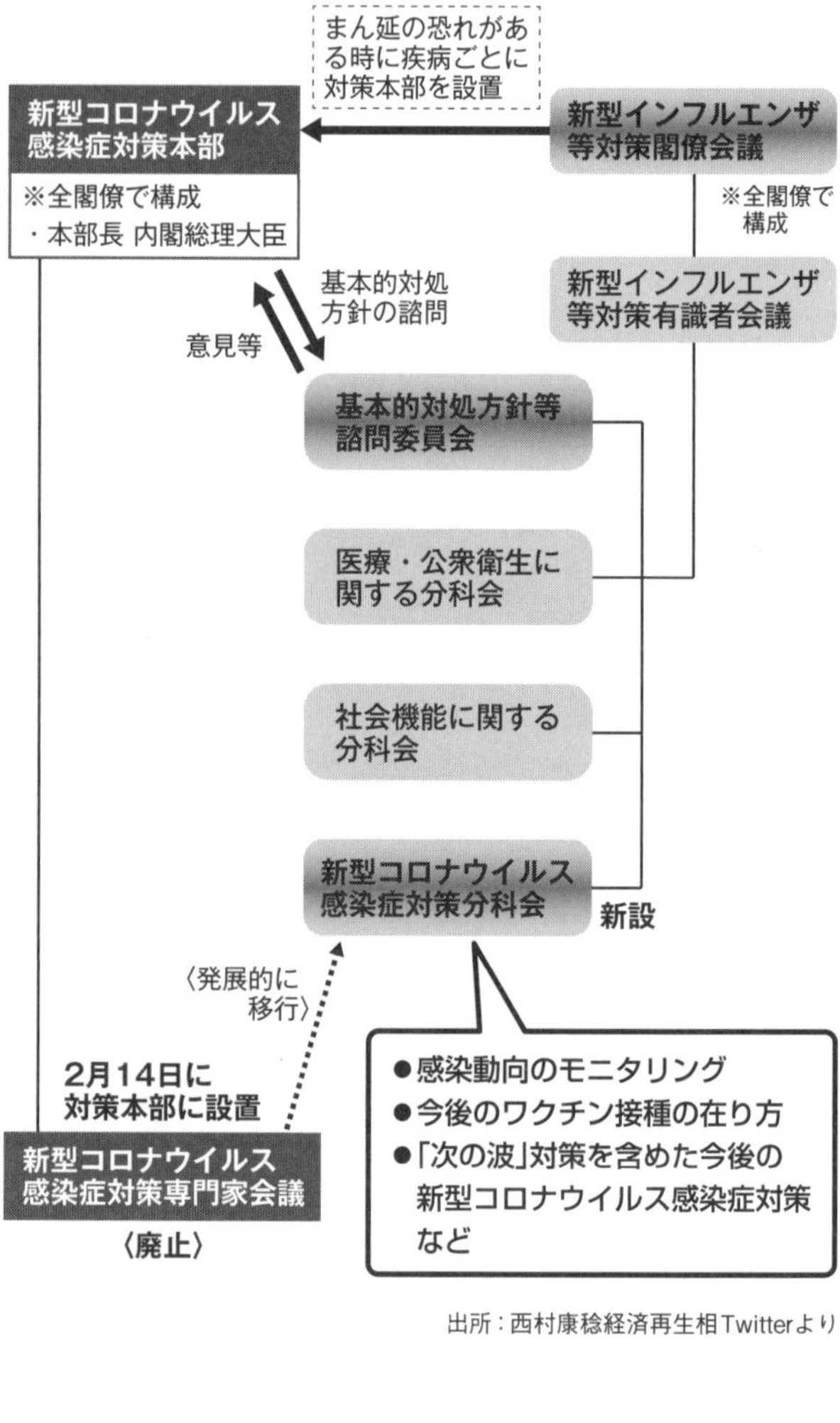

出所：西村康稔経済再生相Twitterより

感染拡大防止策も、経済活動への影響をなるべく少なくする工夫が必要です。

こうした反省に立って、政府は6月下旬、専門家会議の廃止を発表しました。その上で、法律に基づいて設置されている「新型インフルエンザ等対策有識者会議」の下に新たに「新型コロナウイルス感染症対策分科会」を設置し、ここで様々な議論を行うことを決めました。

新しい分科会には、感染症の専門家のほか経済学者、弁護士、自治体の首長、保健所関係者、労働組合関係者など、多方面の有識者が顔を揃《そろ》え、分科会会長には尾身茂さんが就きました。7月6日に初会合が開かれたところです。

◉蔡英文総統は感染症対策の強力な布陣を敷いていた

台湾では、日本の専門家会議が廃止になる以前に、すでに新型コロナの封じ込めに成功していました。台湾は、対策本部の指揮官に大臣を置き、その大臣に強い権限を与えた分、対応が迅速かつスムーズにいったと考えられます。

さらに、台湾が初動対応に成功したのは、当局のトップたちの力もあったようです。

台湾の蔡英文《さいえいぶん》総統の任期は2020年5月20日から2期目に入りました。それによって政権の人事も変わりましたが、新型コロナウイルスの初動で対応に当たった1期目の政権メンバーには、注目すべき顔ぶれが見られます。

まず蔡英文総統その人がそうです。蔡総統は、SARS（重症急性呼吸器症候群）流行の際、行政院大陸委員会の主任委員でした。行政院は日本の内閣に相当し、大陸委員会主任委員は閣僚ポストです。後で詳しく述べるように、SARSは中国からもたらされました。その中国とどう付き合うかという対中国政策全般を担うのが大陸委員会で、蔡総統は当時、その責任者でしたから、政府としてSARS対策にどう取り組んだのかということをよく知っているのです。

次は、1期目の政権で副総統だった陳建仁《ちんけんじん》さんです。この人はアメリカのジョンズ・ホプキンズ大学で公衆衛生に関するテーマで博士号を取得した専門家です。ジョンズ・ホプキンズ大学は世界中の感染者などのデータを集計しているので、よくニュースに出てきますね。世界最大の公衆衛生プログラムを持つ名門私大です。陳建仁さんはそこで学んだ専門家で、しかもSARSが流行した時、衛生相として陣頭指揮を

台湾の感染症対策の強力布陣

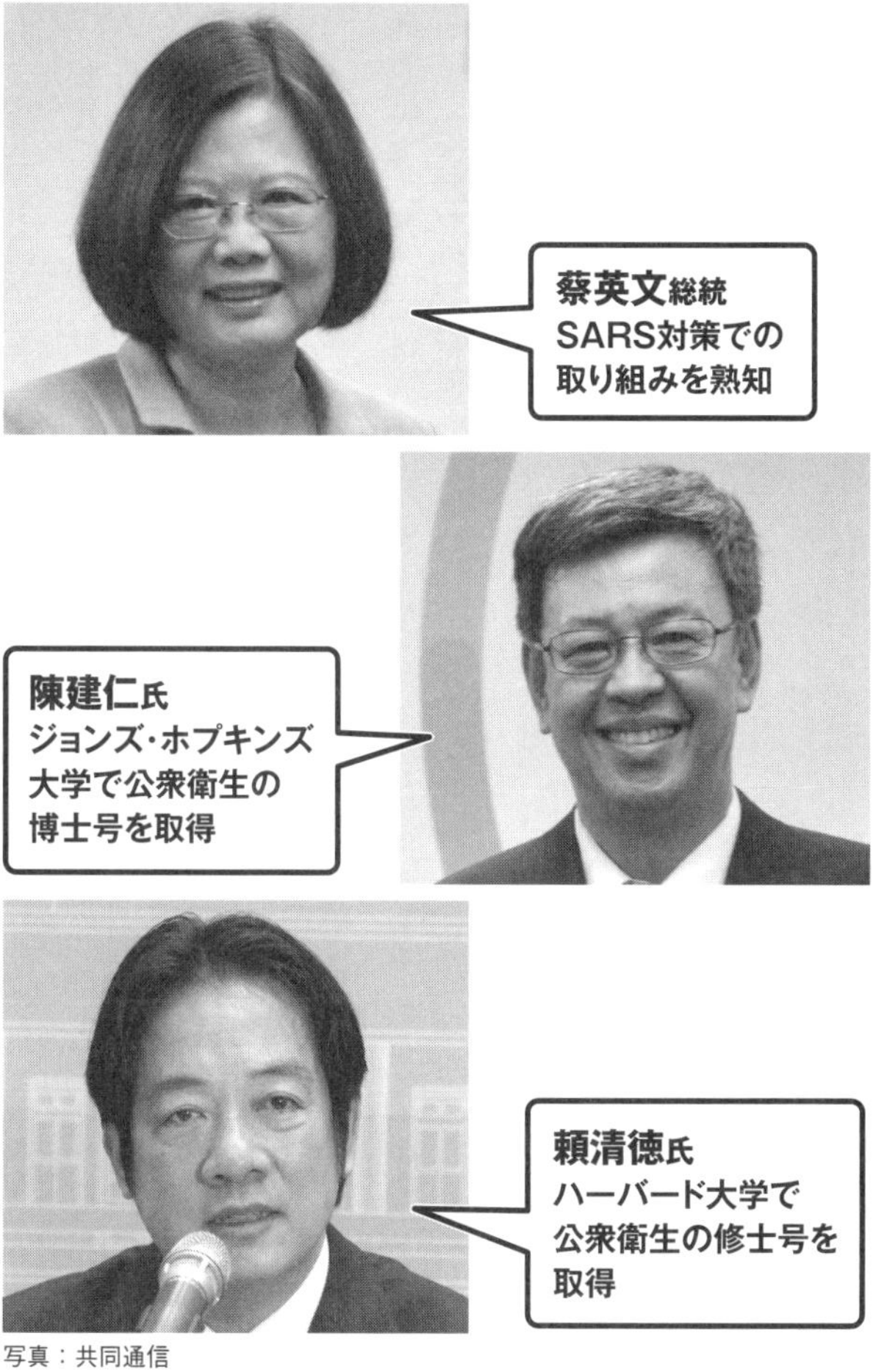

写真：共同通信

執っています。

今回、陳建仁さんの後継として副総統になった頼清徳《らいせいとく》さんも、ハーバード大学で公衆衛生の修士号を取得した専門家です。

このように台湾では、トップの蔡英文総統がSARSに対応した経験があり、しかも政権のナンバー2に公衆衛生の専門家を置いていました。

また、2019年1月から行政院副院長（副首相に相当）を務めた陳其邁《ちんきまい》さんも、医師の肩書を持ち、国立台湾大学で公衆衛生の修士号を取得しています。

政権内部に公衆衛生の専門家が何人もいたのは、台湾の人々にとって幸運なことでした。蔡英文総統が政権内に感染症対策の強力な布陣を敷いていたからこそ、新型コロナウイルスの流行が始まっても慌てなくて済んだのです。その結果、蔡総統の評価は急上昇しました。

●感染者が出る前に対策本部を立ち上げた台湾

専門機関あるいは専門知識を持った人たちがチームプレーで新型コロナと闘ってい

る台湾ですが、具体的にどんな初動対応をしてきたのか、またその時日本はどうだったのか。今度はそれを見ていきます。

原因不明の肺炎が発生していると中国・武漢市が公表したのは2019年12月31日です。台湾の対応はこの時から始まっていました。

「中国の武漢で感染症が発生し、今はまだはっきりとしていませんが、武漢から台湾への直行便に対し、到着し次第、機内に乗り込んで検疫を行い、健康状態のヒアリングなど対策を始めています」（台湾『華視新聞／Chinese Television System』1月1日配信、台中市衛生局疾病管制科・湯澡瑛科長）

公表されるとすぐ、台湾は空港の検疫強化を実行しました。

一方、日本が最初の注意喚起を行ったのは6日後です。その翌日（1月7日）、成田空港の検疫所での対応は、武漢市からの入国者に対する呼びかけだけでした。

1月2日、台湾は入境検疫の再強化とともに、武漢から戻った人に対し10日間の経過観察を行うことを決定し、直ちに実行に移します。3日後には観察期間を14日に延長しました。

厚労省による、日本最初の注意喚起

中華人民共和国湖北省武漢市における原因不明肺炎の発生について

中華人民共和国湖北省武漢市において、昨年12月以降、原因となる病原体が特定されていない肺炎の発生が複数報告されています。現時点での状況及び厚生労働省の対応について、お知らせいたします。

1．患者の発生状況など（令和２年１月５日時点。国立感染症研究所まとめ）
・発生数：59例の確定例（うち７例は重症）。死亡例なし。59例の発症日は2019年12月12日-29日の間。
・感染経路：不明。ヒト-ヒト感染の明らかな証拠はない。また、医療従事者における感染例も確認されていない。
・発生場所の疫学的な特徴：海鮮市場（華南海鮮城）と関連した症例が多い。当該海鮮市場は、野生動物を販売している区画もある。現在は閉鎖中。
・類似疾患の可能性：インフルエンザ、鳥インフルエンザ、アデノウイルス、重症急性呼吸器症候群（SARS）、中東呼吸器症候群（MERS）は否定されている。

台湾　の現在の対応
検疫所ホームページ「FORTH」における、渡航者への注意喚起　日本

2019 12/31	2020 1/1	1/2	1/3	1/4	1/5	1/6

成田空港の検疫所での対応

中華人民共和国湖北省**武漢市**において原因不明の肺炎が発生！

湖北省**武汉市**发生不明原因的肺炎！

Unexplained pneumonia has occurred in **Wuhan City**, Hubei Province of China!

武漢市から帰国された方で咳や発熱等の症状がある場合には、検疫官にお申し出ください。

1月7日、空港での呼びかけを開始

初めての感染者が確認されたのは日本の方が早く、1月16日に厚生労働省が記者会見で発表しました。感染が確認されたのは前日の15日で、年齢は30歳代、武漢から帰国した神奈川県在住の中国人男性です。

「同じところで生活されている方に症状は何ら出てなく、これ以上（感染が）拡大するというのはちょっと考えにくいのかなと」（会見した厚労省担当者）

当時、厚生労働省は「ヒトからヒトへ感染する明らかな証拠はない」としていました。しかし台湾の疾病管制署は、日本の発表を受け、「ヒトからヒトへ感染するリスクは除外できない」とし、武漢地区への渡航警戒レベルをレベル2の「警戒」（防護措置の強化）まで引き上げています。

1月20日、台湾ではまだ感染者が出ていませんでしたが、陳時中氏を指揮官とする対策本部は「中央感染症指揮センター」を設置して体制を整えました。

「（世界で）武漢肺炎の感染者が２００人を突破し、春節《しゅんせつ》の帰省ラッシュに対応すべく疾病管制署は指揮センターを設置しました」（『華視新聞／Chinese Television System』1月20日配信）

1月30日、日本が対策本部を設置

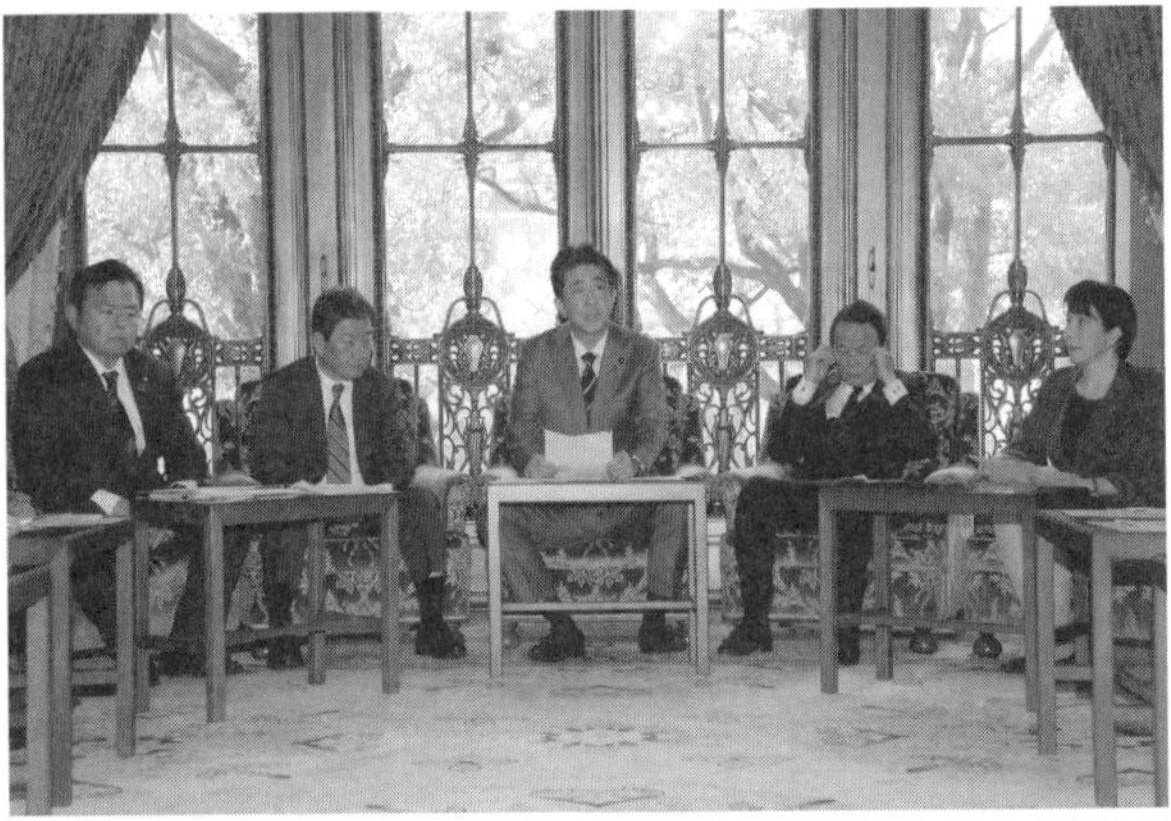

時事通信

日本が対策本部を設置したのは、これより10日遅い1月30日です。この時、国内ではすでに9人の感染者が出ていました。

1月21日、台湾で初の感染者が確認されました。

「皆さん、こんにちは。きょう午後、新型コロナウイルスの診断で陽性確定者が出たことを皆さんにお伝えします」（中央感染症指揮センター、陳時中・衛生福利相の記者会見）

武漢からの航空機に乗っていたことから、疾病管制署は46人の搭乗者の追跡など感染拡大への対策を行っていると発表し、すぐさま追跡調査を行いました。その後、全員の陰性が確認されています。

◉日本は外国人の入国拒否の判断に遅れ

中国からの旅行者が増える大型連休（旧正月の春節）が始まった2日後の1月26日、台湾は中国での感染拡大を受け、武漢のある湖北省の住民の入境を禁止するなどの方針を打ち出しました。

「湖北省在住の中国の人々に関しては、台湾に入境することを一律に禁止します」（中央感染症指揮センター、陳時中・衛生福利相の記者会見）

一方、日本は春節で多くの中国人を受け入れてしまい、台湾から遅れること6日、ようやく2月1日に湖北省に滞在歴のある外国人の入国拒否を開始しました。

ここまででわかる通り、台湾の初動対応は極めて迅速でした。ただし、この時の台湾は中国から来る人が少なかったことに留意する必要があります。蔡英文総統は親中路線とは一線を画し、中国が主張する「**一国二制度**＊」も拒否しているため、中国との関係が険悪になっています。中国は蔡英文政権に圧力をかけるため、2019年8月

時系列で比較した、日本と台湾の初動

台湾		日本
空港の検疫強化	2019年12月31日	
	2020年1月1日	
武漢からの入境者の経過観察実施	1月2日	
	1月3日	
	〜	
	1月7日	空港の検疫強化
	〜	
	1月15日	1人目の感染者を確認
	〜	
対策本部「中央感染症指揮センター」を設置	1月20日	
1人目の感染者を確認	1月21日	
	1月22日	
	1月23日	

	春節連休（1/24～1/30）	
	1月24日	
	1月25日	
湖北省からの入境を禁止	1月26日	
	1月27日	
	1月28日	武漢へチャーター機派遣（第1便）
	1月29日	
	1月30日	対策本部を設置
	1月31日	
	2月1日	湖北省に滞在した外国人の入国を拒否
	2月2日	
	2月3日	「ダイヤモンド・プリンセス」が横浜港に入港
	～	
中国からの入境を禁止 マスクの実名購入制を導入 マスクの在庫が分かるアプリ登場	2月6日	

から台湾への個人旅行を停止していました。中国人があまり来ていなかったから感染者が少なくて済んだ、という見方もできるわけです。

＊一国二制度＝中国共産党が独裁的な統治を行う中国において、香港やマカオには特別な自治権の下、一定の自由・民主主義、そして資本主義が認められた。これを一国二制度という。中国の習近平政権はこの方式を台湾にも当てはめて、台湾との統一を果たそうとしている。しかし、現在、香港では自由と民主主義への抑圧が強まり、一国二制度の形骸化が進んでいる。

日本はどうかというと、例年、春節の時期には大勢の中国人観光客がやってきます。しかも安倍政権は、習近平《しゅうきんぺい》国家主席を国賓《こくひん》として招こうとしていました。となると、早い段階で厳しい措置を取って中国の機嫌を損ねたくないという思いがどこかにあったのではないか、それが原因で対応が遅れたのではないか、とどうしても考えたくなりますね。

中国当局は1月23日に武漢市を事実上封鎖したのに続き、27日には海外への団体旅行を全面的に禁止しました。個人旅行は対象外とはいえ、海外への感染拡大を恐れたからこそ中国政府は団体旅行を禁じたわけです。

日本としては、そのことの意味をもっと重く受け止めて危機感を持つべきでした。団体であろうと個人であろうと、感染者が入ってくるという点では同じですから。本来、団体旅行が駄目で、個人旅行ならいいということにはならないはずです。

ただ、春節のインバウンド需要に期待していた地域や自治体は、中国人観光客が来てくれないと経済的な打撃を受けます。「感染が広がるのは困るけど観光客には来てほしい」。あの頃の雰囲気としては、こんな感じの受け止め方が普通だったのではないでしょうか。感染症に対する危機感がまだ薄かったかもしれない。「日本政府の対応は遅れている」と後になって私たちは批判しますが、当時の私たちの意識を振り返ってみると、政府ばかり批判するわけにもいかないなと思うのです。

台湾のICチップ付保険証

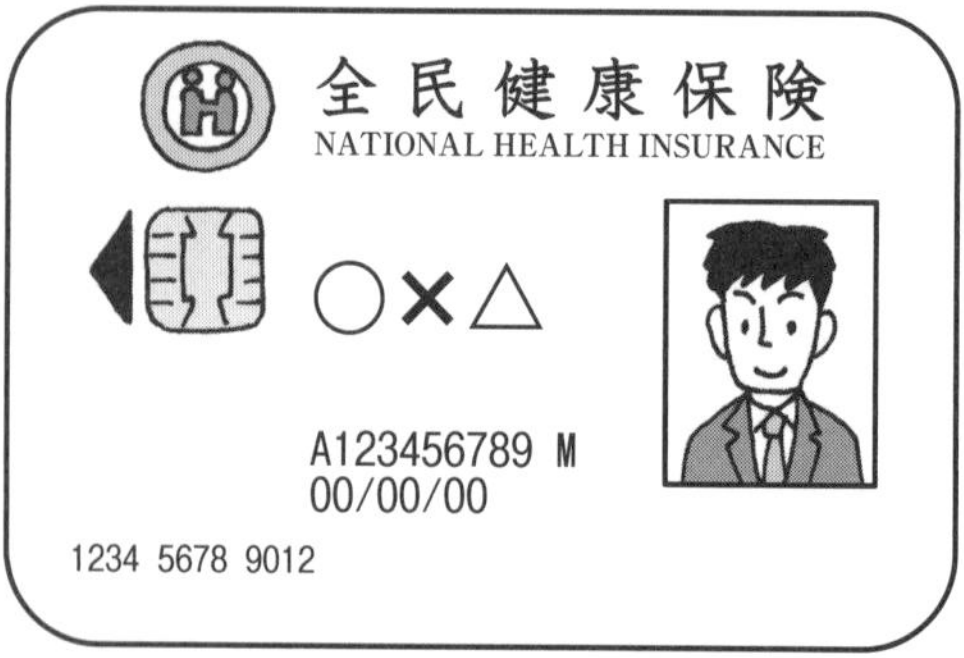

衛生福利部中央健康保険署のフェイスブックを参考にしたイメージ画

●台湾で次々と打ち出された感染拡大防止策

1月27日までに14人の感染者が確認されていた台湾は、ここから次々と独自の感染拡大防止策を打ち出していきます。

台湾の保険証にはＩＣチップが付いており、これを利用して湖北省から戻った人の渡航歴を記録する仕組みを作りました。たとえばある人が1月14日に武漢市へ行き、同27日に湖北省から台湾へ入境したとすると、保険証にその情報が記録として残るのです。これにより、感染リスクの高い人を素早く判別することがで

台湾より２カ月近く遅れての対応

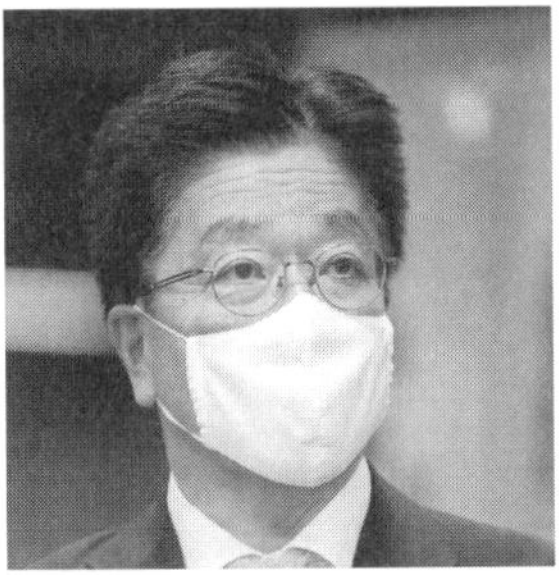

加藤勝信
厚生労働大臣

共同通信

台湾 → 2020 2/6
中国全土などからの入国拒否
日本 → 4/3

2020 2/6	2/7	2/8	～	3/6	～	4/1	4/2	4/3

き、病院などでの感染拡大を未然に防ぐ効果が期待できます。

　1月29日には、自宅隔離となった人を対象に、ある監視措置を開始しました。陳時中・衛生福利相は次のように説明しています。

「監視の対象者にはスマートフォンを配ります。必要な場合にはこのスマートフォンを使って毎日報告してもらうことができます。追跡機能も付いています」（中央感染症指揮センターでの記者会見）

　この監視は罰則付きの厳しいもので、疾病管制署はユーチューブ動画でこう警告しました。

「不要な外出はしないでください。警告メッセージが送られるうえ、最高で100万台湾元（約360万円）の罰金が科せられます」

2月6日、防疫対策のレベルアップが図られました。この日、台湾は湖北省に限らず、中国に居住する中国人すべての入境を全面的に禁止する措置に踏み切っています。一方、日本が中国全土などからの入国拒否を開始したのは4月3日と、2カ月近くも後のことでした。

●マスク対応でデジタル担当大臣が大活躍

マスクへの対応も日本と台湾では大きな差が出ました。台湾が導入したのは、保険証のID番号でマスクの購入履歴を管理する実名購入制です。これを2月6日から始めました。

マスク対策といえば、この人の活躍を忘れることはできません。39歳（当時）の台湾デジタル担当大臣、オードリー・タン（唐鳳《とうほう》）氏です。元々天才プログラマーとして有名で、オードリー氏が開発の陣頭指揮をとったアプリやシステムが、市民にマスクを均等に配布することを可能にしました。

薬局などにあるマスクの在庫をリアルタイムで把握できるアプリが開発され、さらにインターネットでマスクを予約販売するサイトもできました。このサイトで事前に本人登録を行ってマスクを予約すればコンビニなどで受け取れるというものです。

台湾のマスク対策はその後も進化を遂げているようで、毎日新聞台北《タイペイ》支局の記者がこんな記事を書いています。

「政府によると、全土には約1万1000店のコンビニがあり、人口（約2360万人）当たりの数は韓国に次ぎ世界2位。コンビニではチケット予約などで使われる機器に『マスク予約』の項目を新設。健康保険カードを挿入し必要なボタンを押すと伝票が印字される仕組みだ。

記者は22日、自宅近くにあるコンビニでマスク9枚を予約し、カウンターで手数料を含めた代金52台湾ドル（約180円）を支払った。作業時間は約1分だった。30日にコンビニに伝票を持参すれば、マスクを受け取れる」（『毎日新聞』2020年4月26日付）

一定の枚数制限はあるものの、インターネットを使わなくてもコンビニで予約ができて、受け取りまでできるそうです。もちろんネット予約もできるので、人々は自分に合ったやり方でマスクを注文することができます。

こういうシステムがあると、マスクを求めて右往左往しなくて済みますね。

日本では、買い占めなどで市場からマスクが消えた後、長期にわたってマスクが手に入らない状態が続きました。医療や介護の現場でも深刻なマスク不足が起きるほどで、そもそもマスクの絶対数が足りない事態に、国民の苛立《いらだ》ちが募りました。

「全国で5000万余りの世帯全てを対象に、日本郵政の全住所配布のシステムを活用し、一住所あたり2枚ずつ（布マスクを）配布することといたします」

安倍総理がこう表明したのが4月1日です。

約466億円かかるとされたこの布マスクは、4月17日から配布が始まりましたが、カビの生えたものが届くなど検品が不十分で配布が遅れ、厚労省が「おおむね配布を完了した」と発表したのは、それから2カ月も経った6月15日でした。

費用が高すぎるという批判も出て、事業費は約260億円（見込み）まで圧縮されています。

◉SARSでの病院封鎖パニックから学んだ教訓

台湾当局は感染者が出る前から対策に動き出し、その迅速さが世界から高い評価を得ました。

今回そうした対応ができた背景にあるのが、SARSの流行です。台湾は過去に失敗した経験がある、つまり失敗に学んでいるということです。

SARSの正式名称は重症急性呼吸器症候群といい、実はコロナウイルスの一種です。感染者は世界全体で8096人、死者が774人。致死率は非常に高く9・6パーセントにもなります。

日本ではSARSの感染者は出ませんでした。これは今から考えると奇跡的と言えるのかもしれません。2003年5月に台湾の男性が観光ツアーで日本を訪れ、旅行中に発熱し、台湾に戻った後、SARSへの感染が確認されました。この男性は関西と四国を巡っていたので、男性がたどったルート沿いの地域で大騒ぎになったのです。

何百人もの接触者に調査を行った結果、2次感染者はいないことがわかり、騒ぎは収

SARS対策に学ぶ

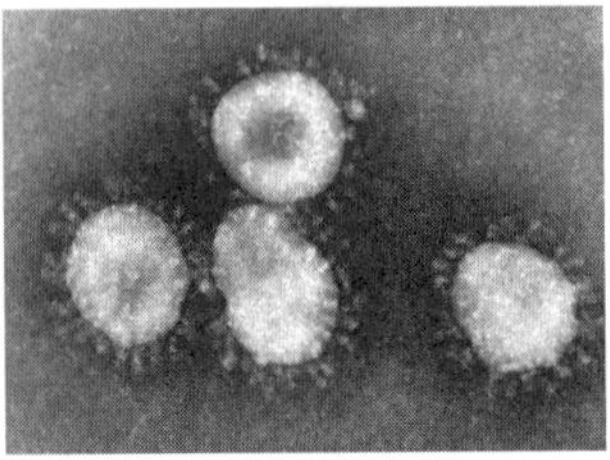

SARS

（重症急性呼吸器症候群）

新型コロナウイルスとSARSの比較

新華社／共同通信イメージズ

	新型コロナウイルス 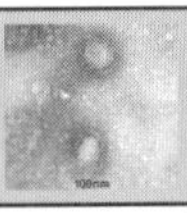	SARS（重症急性呼吸器症候群） 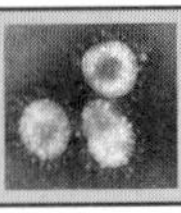
発生・流行期	2019年12月～	2002年11月～'03年7月
感染者数	570万1337人（世界） 1万6719人（日本） ※5月29日時点	8096人 （日本での感染なし）
うち死者数	35万7688人（世界） 874人（日本） ※5月29日時点	774人
致死率	不明	9.6%

WHOや国立感染症研究所などの資料を基に作成

りました。

台湾で初めてＳＡＲＳへの感染が報告されたのは２００３年３月14日です。中国に駐在していた男性会社員が台湾に戻った後に発症しました。

その後４月21日までに、この男性からの２次感染者を含む28人の感染が確認され、衛生当局は接触歴の追跡を行い、感染者の隔離も徹底しました。

これで初動対応は成功したかのように見えたのですが、その直後、台北市の和平病院で院内感染が発生しました。

発端は４月９日、台北に住む女性ＡさんがＳＡＲＳに似た症状を訴え、診察に訪れたことです。検査の結果、陽性反応が出たため、医師はＳＡＲＳの疑いがあるとして疾病管制局（現・疾病管制署）に報告しました。しかし、そこで出された結論は「ＳＡＲＳではない」というもの。Ａさんに海外への渡航歴、感染者との接触歴がないことがその理由とされました。

実際にはＡさんは電車の中で感染者と接触しており、まぎれもないＳＡＲＳ患者でしたが、当時はすぐに特定することができませんでした。さらに疾病管制局がＳＡＲ

Sではないと判断した背景には、ある別の思惑もあったといわれています。これについては後述します。

当初、AさんをSARS患者として扱っていた病院側は、SARSではないという判断を受け警戒を緩めました。病院とすれば疾病管制局の出した結論に基づく合理的な対応でしたが、これにより院内の医療従事者7人が感染してしまいました。この事実が判明すると、台湾当局は思い切った行動に出ます。4月24日、この病院を強制的に封鎖したのです。

その結果、病院内に閉じ込められた1300人以上のスタッフや患者らがパニックに陥りました。

当時の台湾のテレビニュースには、女性医療スタッフが窓によじ登って飛び降りようとするのを、周囲のスタッフが必死に止めている様子が映っています。「家に帰りたい！　病院に来てすぐに閉じ込められたの！」と大声で訴える女性もいれば、窓を開けて何かを叫ぶ人や窓を叩く人、警備員に「人でなし！　人でなし！」と食ってかかる女性の姿もありました。

結局、無理やり抜け出した患者らが病状を隠したままあちこちの病院へ行ったことで、他の病院でも院内感染が起きました。封鎖された和平病院では154人の感染者を出し、うち31人が死亡しています。

台湾でSARSが終息したのは、初の感染者が出てから約4カ月後の7月5日です。このような失敗の教訓から、台湾はコロナウイルスとの闘いに備え続け、今回の初動対応に成功したと考えられています。

◉WHOに加盟できない台湾の悲劇

ところで、先ほど台湾の疾病管制局が院内感染のきっかけとなったAさんをSARSではないと判断したと述べました。この背景にあった思惑とは何だと思いますか？

キーワードは「台湾とWHOとの関係」です。

台湾はSARS流行当時も現在も、WHOに加盟できていません。WHOに加盟できるのは、国連の加盟国か、世界保健総会（WHOの最高意思決定機関）で承認された申請国・地域に限られますが、台湾はそもそも国連に加盟していません。また中国と台湾は政治的に微妙な関係にあり、中国はＷＨＯ内で台湾の加盟に反対し続けています。

そんななか、ＳＡＲＳの問題が起きた時の台湾は、病院での院内感染が発生する前まで、何とかしてＷＨＯに入りたいという思いから「死者ゼロ、地域内感染ゼロ、感染移出ゼロ」という「三つのゼロ」のスローガンを掲げてアピールしていました。感染移出ゼロは、感染者を台湾の外に出さないことです。台湾は感染症対策にきちんと取り組んでいるからＷＨＯに入れてほしいと、そういう働きかけをしていたのです。

これが台湾当局の判断ミスを誘いました。

当時の疾病管制局長によると、Ａさんを ＳＡＲＳと認めると、台湾初の域内感染例となり、「三つのゼロ」に影響が出てしまう。それによってＷＨＯへの加盟が難しくなるかもしれないと心配して感染を認めない方向で動いたのではないか、ということです。もしそんなことを考えなければ、院内感染を制御できたかもしれないという反省があるようです。

ちなみに、台湾は２００９年から８年連続でオブザーバーとしてＷＨＯ総会に参加してきましたが、２０１７年以降は出席できていません。

2020年は5月18日からWHOの年次総会が開かれ、新型コロナウイルスの封じ込めに成功した台湾が招待されるかどうか注目されていました。しかし結局招待されませんでした。これについてアメリカはWHOを批判し、日本も加藤勝信《かとうかつのぶ》厚生労働大臣が苦言を呈しています。

◉MERS対応で失敗した韓国

新型コロナウイルスで多くの感染者を出しながらも巻き返しに成功して、「防疫で世界をリードする国になった」と自ら言っている国があります。それが韓国です。

2020年2月下旬から感染が広がりましたが、3月中旬には新規感染者が大幅に減少し、それ以降、徐々に流行が収まっていきました。文在寅《ムンジェイン》大統領は、コリアの頭文字をとって「K防疫」と呼んで世界にアピールしていましたね。

ところが、5月6日に外出自粛要請が解除されてすぐに集団感染が発生して、感染者がまた増えてきています。対策の難しさを痛感させられる出来事ですが、それでも韓国が短期間に感染者を大幅に減らすことができたのは確かです。

韓国　新規感染者数の推移

韓国政府・疾病管理本部のデータを基に作成

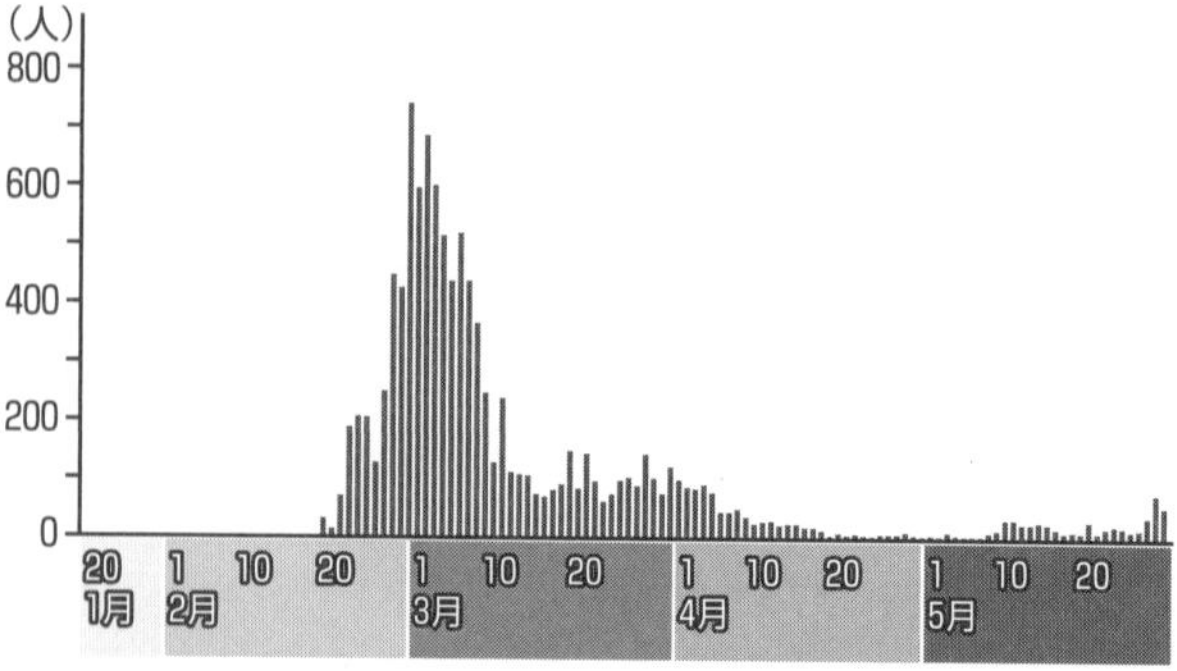

来たるべき第2波を迎え撃つ上で、韓国はやはり私たちが注目すべき国、学ぶべきところのある国だと言えます。

韓国が今回、新型コロナ対策で成果をあげた背景には、台湾と同じように過去の失敗の経験がありました。その失敗とはMERS、中東呼吸器症候群です。

MERSは中東地域で限定的に流行しており、意外にもまだ終息していません。感染源はヒトコブラクダだといわれており、2012年9月にサウジアラビアで最初の発生が確認されました。幸い日本で感染した人は出ませんでした。

WHOによると、世界での感染者数は2

MERSの対策に学ぶ

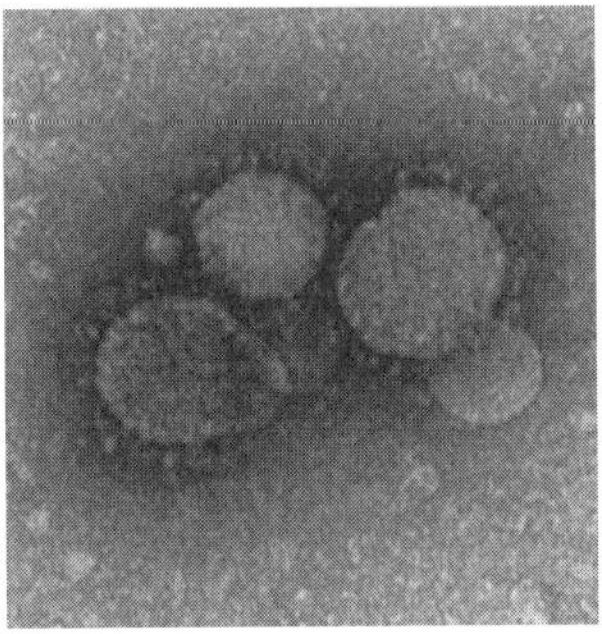

MERS
（中東呼吸器症候群）

MERSの流行（2015年　韓国）

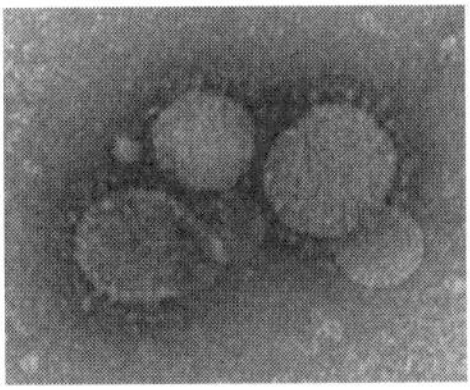

感 染 者: 185人

うち死者: 38人

WHOの資料より

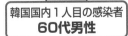

韓国国内１人目の感染者
60代男性

◆中東４カ国に滞在
◆帰国後に**発熱や咳の症状**を訴え病院へ
◆MERSと診断されるまでに**10日**かかった
◆その間**４カ所**の医療機関を受診
➡３カ所の医療機関などで**30人に感染**

494人、死者は少なくとも858人に上っています（2019年11月末まで）。致死率は34・4パーセント。これはSARSよりもはるかに高い数値です。このMERSが韓国で流行したのです。

韓国で一人目の感染者が出たのは2015年5月です。患者は60代の男性で、中東4カ国に滞在しており、帰国後に発熱や咳《せき》の症状を訴えて病院に行きました。ところが、MERSと診断されるまで発症から10日間もかかりました。なかなか結果が出ないので、おそらく不安に駆られたのでしょう。合計4カ所の医療機関を次々に受診して、そのうち3カ所の医療機関などで新たに30人が感染しました。

そこからさらに感染が拡大していき、最終的には185人が感染し、38人が死亡しました。

●検査体制の不備を克服し、大量のPCR検査が可能に

多くの犠牲者を出した原因の一つが検査での失敗です。検査キット、つまりMERSかどうかを判定する検査キットの承認に非常にもたついてしまいました。診断作業

韓国の1日当たりのPCR検査数の推移

韓国・疾病管理本部HPより

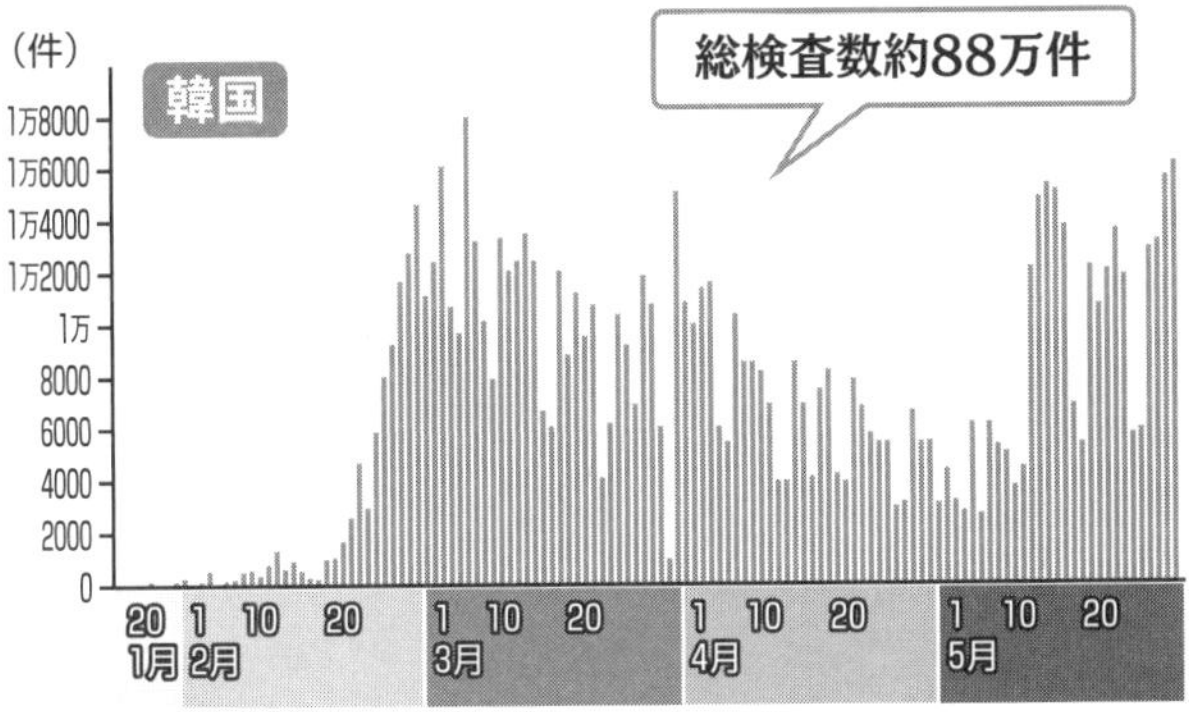

日本と韓国の1日当たりのPCR検査数の推移を比較

韓国・疾病管理本部HPより
厚生労働省のデータを基に作成

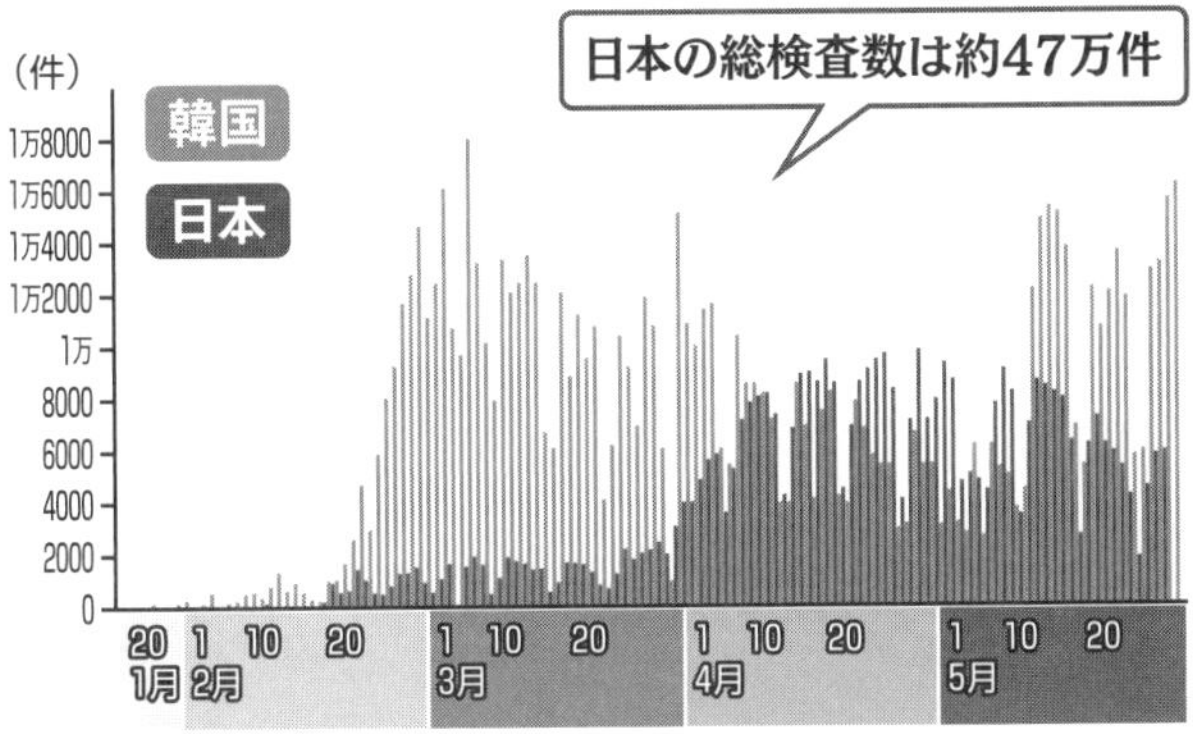

も五つに満たない国営の機関が行っていました。この検査機関が結果を確認するのに4日から5日かかり、患者に呼吸器疾患の症状があっても、自分がMERSにかかっていることがわからないまま、知らないうちに他の人にウイルスを感染させてしまいました。韓国政府はこの時の反省から、当時の朴槿恵《パククネ》政権が2016年にPCR検査を民間病院でもできるようにしたり、検査キットの認可を受ける手続きを簡素化してすぐに承認できるような制度を作ったりして、次の感染症の流行に備えていたのです。

そのおかげで今回、PCR検査を大量かつ迅速に行うことができました。韓国はドライブスルー方式やウォーキングスルー方式での検査など、積極的なPCR検査を進めた結果、その総数は約88万件を超えました。

一方、日本は検査数が少ないことが各国からも指摘されており、総数は約47万件と韓国の半分ほどにとどまっています。

◉第2波に備え、日本も検査の拡充・強化を

日本ではかねてからPCR検査の件数が少ないことが疑問視されており、安倍総理

は4月上旬、検査体制を1日2万件に倍増させると表明しました。しかし、なかなかうまくいかず、全然そうなっていないではないかという厳しい批判を受けました。安倍総理は「目詰まりがある」という言い方をしていました。厚労省が1日2万件以上検査できる体制を整えたと発表したのは5月半ばになってからです。

日本は従来、PCR検査で使う試薬を、主にヨーロッパ諸国で製造したものに頼っていました。これではどうしても試薬が不足してしまいます。そこで国内企業が増産を始め、ようやく検査に必要な試薬が確保できるようになってきました。

また、これまでは鼻の奥や喉を綿棒でこすって粘液を採取していましたが、このやり方だとくしゃみをする人が多く、検査を行う人に感染するリスクがありました。感染リスクを避けるには万全の準備と慎重な作業が必要で、どうしても検査に時間がかかるわけです。

それでも、今では唾液を使ったPCR検査ができるようになりました。発症から9日以内の患者であれば、唾液を使ったPCR検査も有効というのが厚労省の見解です。これなら検査する人の感染リスクも減らせます。このやり方が普及すれば、検査数はもっと増やせるはずです。

全自動の検査機器も、早く日本で使えるようにしてほしいものです。せっかく国内メーカーが開発したのに、肝心の日本で認可が下りていません。すでに海外の一部の国では使われています。海外での使用実績があるのに、日本で使えないのはもったいない話です。

日本の新型コロナをめぐる状況は、アメリカのメディアから不思議がられています。ロックダウンもやらず、ＰＣＲ検査数も少ないなど対策が後手に回っているように見える割には死者数が非常に少ない。結果的にうまくいっているのはどういうわけなのか、と。

しかし、結果が海外と比べてよかったからといって、それで満足してしまうわけにはいきません。顧みて反省すべき点はたくさんあります。台湾や韓国が失敗から学んだように、日本も何がうまくいって、何が失敗したのかをどこかの段階で検証して、その上でいつやってくるかわからない第２波、第３波に向けて、早めに対応策を準備しておくことが大事なのです。

第3章

人類とウイルスとの闘い

——人類はスペイン風邪に敗北している

◉100年前に世界的に流行したウイルス

台湾や韓国の感染症に対する初動対応を見てきましたが、日本は新型コロナウイルスに対してどんな対策をとったのでしょうか。その対策は100年前に人類とウイルスが闘った歴史が関係しています。

今回、日本がとった感染症対策は、クラスターの発生を防止することでした。「感染が拡大をしているという点については、一つは、やはりクラスターを見つけてそこから防ぐ」（2020年4月6日、東京都庁）

これは東京都の小池百合子《こいけゆりこ》知事の発言です。

安倍総理も「今後、徹底的なクラスター対策を講じることで感染拡大を防止できる」（5月14日、首相官邸）と述べています。

小池都知事や安倍総理が口にしたクラスターとは、集団感染のこと。日本は「集団的に広がる感染（クラスター）」を徹底的に食い止めるための対策を打ち出しました。この対策は政府が「緊急事態宣言」を出す前から始まっており、全国の小・中学校と高校、特別支援学校への臨時休校要請も政府のクラスター対策の一つです。要請を行った理由を安倍総理はこう説明しています。

「かつてスペイン風邪が流行した時に、アメリカにおいて大きなイベントを中止し、そして休校を行った州（都市）と、そうではない州（都市）においては、大きな違いが出た」（3月3日、参院予算委員会）

国民への外出自粛の要請や店舗などへの休業要請も、100年前のスペイン風邪を教訓としたものでした。100年前に起こった人類とウイルスとの闘いが、現在の新型コロナのクラスター対策につながっているのです。

◉クラスター対策の起源はスペイン風邪にあった

まずスペイン風邪とは何なのか。次のページの写真を見てください。写っているのは仮設病院に運び込まれた兵士たちです。第一次世界大戦のさなかの1918（大正7）年から1920（大正9）年にかけて世界で大流行しました。

日本では「スペイン風邪」と呼んでいますが、英語ではSpanish Flu（スペインフル）、

スペイン風邪仮設病院

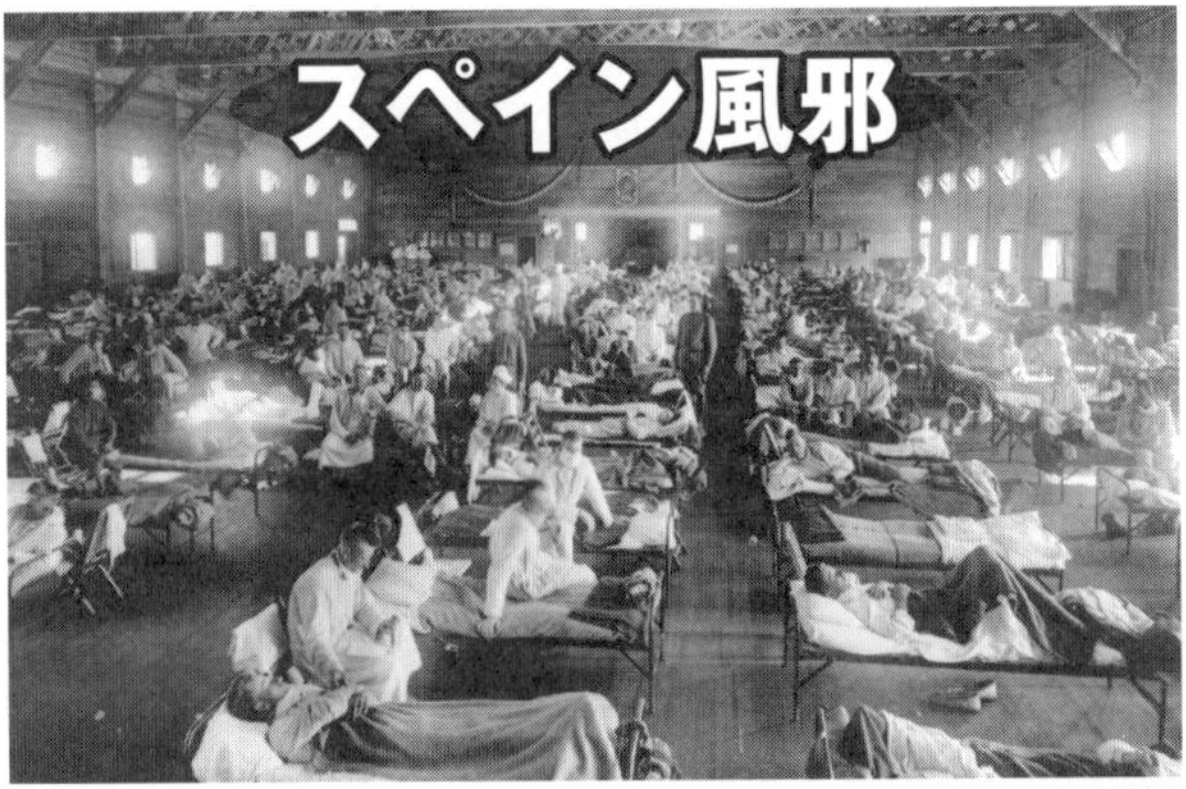

KRT／ニューズコム／共同通信

要するにインフルエンザの一種です。

人類史上最悪の感染症ともいわれるだけあって、患者数はＷＨＯ（世界保健機関）の推計で世界人口の25～30パーセント、死者数は全世界で約５千万人とされています。

日本のデータについては、当時の内務省衛生局（今の厚生労働省に相当）が報告書をまとめていて、それによると約２３８０万人が患者となり、死者は約39万人となっています。その頃の日本の人口が約５６００万人ですから、この死者数が正しいとすると、現在なら80万～90万人が死亡したことになり、その衝撃の度合い

スペイン風邪が猛威をふるった

スペイン風邪

患者数：世界人口の25〜30%
死者数：全世界約5000万人

WHOの推計

全米の死者数：約67万5000人

厚労省 新型インフルエンザ対策推進室の資料より

がわかると思います。

このスペイン風邪と人類との闘いの中に、今とられているクラスター対策の起源があったのです。

スペイン風邪はアメリカ本土でも猛威をふるいました。アメリカでの死者数は約67万5千人に上ります。（厚労省新型インフルエンザ対策推進室の資料による）

当時、各都市でとられた対応策の記録が残っているのでそれを見てみましょう。

東海岸のフィラデルフィアと中西部のセントルイスを比較しました。次（次ページ下段）に示したグラフは、1918年9月14日から12月28日の期間、1週間に人

アメリカの２つの都市

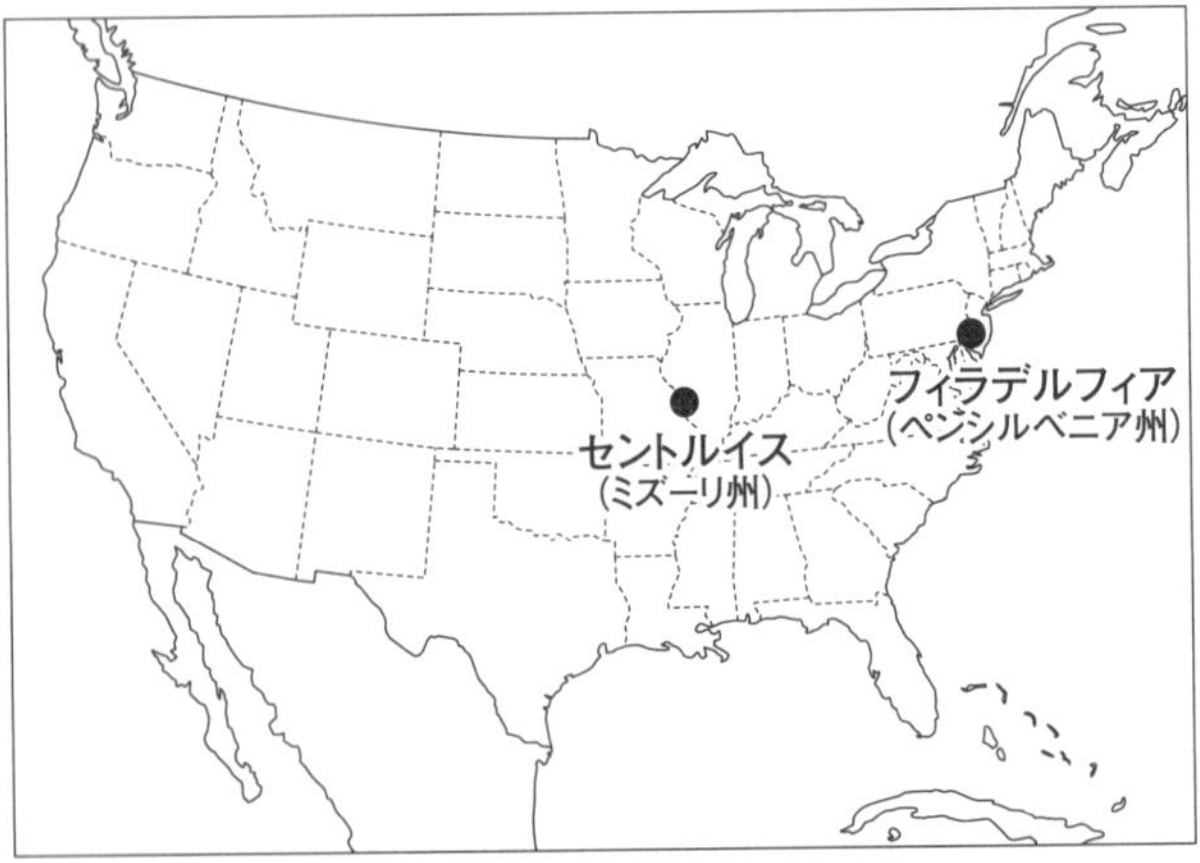

スペイン風邪による米国２都市の死亡率

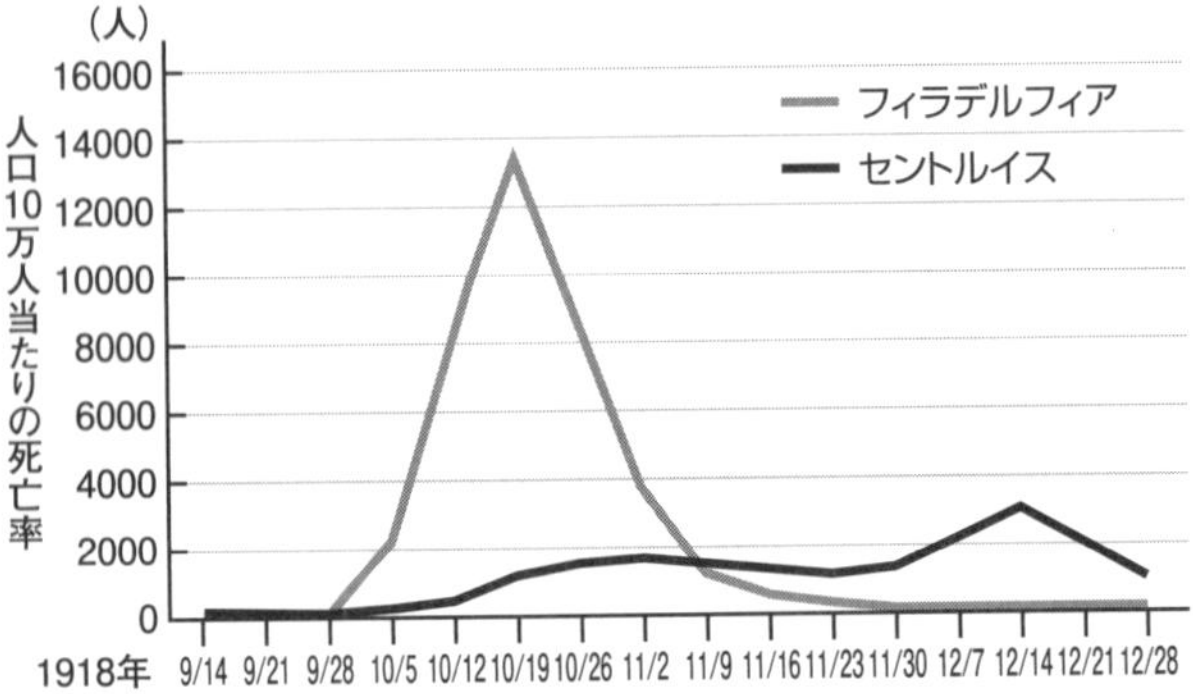

厚労省 新型インフルエンザ対策推進室の資料より

口10万人当たり何人が亡くなったかを表したものです。

3カ月の間にこれだけ大きな差が出たのは一体なぜなのか。理由は二つの都市の対策の違いにありました。

◉二つの都市の明暗を分けた感染症対策とは？

フィラデルフィアでは1918年9月17日に最初の患者が報告されています。ところが、当局は事態を軽く見て集会を禁止しませんでした。それどころか、9月28日に市を挙げて大々的なパレードを行っています。

まだ第一次世界大戦の真っ最中でしたから、国は戦争を続けるためにはお金が必要です。このお金を集める目的で戦時公債という特別な国債を発行しました。「これをみんなで買いましょう、どれだけ愛国心を持っているか見せましょう」ということで、兵士たちのパレードが実施されたのです。

その結果、感染者や死亡者が激増してしまい、休校や集会の禁止は10月3日と対策が完全に後手に回りました。

2つの都市の対策

セントルイス（ミズーリ州）	フィラデルフィア（ペンシルベニア州）
1918年10月5日 最初の患者が報告される 10月7日 当局は 学校・劇場・ビリヤード場 その他の**公共の場を閉鎖** さらに教会や酒場などに 行くことを禁じ路面電車 の乗客人数も制限	1918年9月17日 最初の患者が報告される 当局は事態を軽く見て **集会を禁止せず** 9月28日 **市を挙げてパレードが行われた** 10月3日 休校や集会の禁止

「米国科学アカデミー紀要」の学術論文より

一方、セントルイスは、10月5日に最初の患者が報告されると、その2日後、当局は学校、劇場、ビリヤード場、その他の公共の場をすべて閉鎖し、教会や酒場などに行くことも禁じて、路面電車の乗客人数も制限しました。

　これだけの対策をとった結果、セントルイスの死亡率は低水準で推移し、二つの都市の間で大きな差が出てしまいました。

　今回の新型コロナウイルス対策も、休校やイベントの自粛、あるいは「三密」（密閉空間、密集場所、密接場面）を避けるという対策をとるようになったのは、この

１００年前の教訓があるからです。

◉アメリカでもマスク着用が広がった

クラスター対策のほかにも、ある感染症対策がスペイン風邪をきっかけに一般に普及したといわれています。何だかわかりますか？

そう、マスクです。当時の新聞広告をご覧ください。アメリカの日刊紙『サンフランシスコ・クロニクル』（１９１８年10月22日付）に載った広告に、「WEAR A MASK and Save Your Life!」（マスクを着けよ、そうすればあなたの命を救える！）と書かれています。これを見たら誰でもマスクを着けなきゃと思いますよね。

実際、翌月に撮影された写真を見ると、これは第一次世界大戦の勝利を祝うパレードに集まった群衆ですが、全員がマスクをしています。

１００年前、アメリカではみんなマスクをしていたのです。それがいつの間にかすたれてしまい、日本ではずっと続いてきました。

さらにこんな写真もあります。１９１９年、アメリカのカリフォルニア州で行われ

100年前の新聞広告「マスクを着けよ」

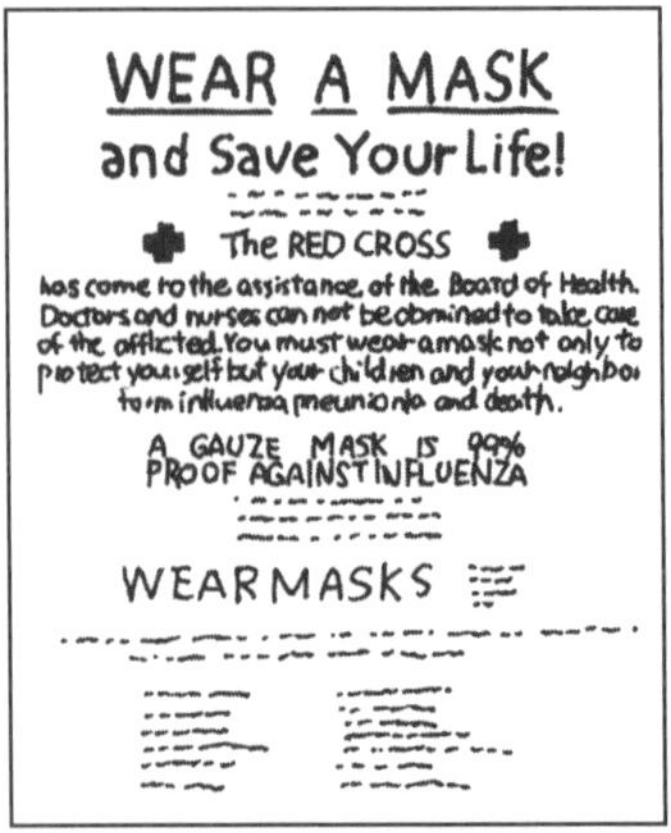
WEAR A MASK
and Save Your Life!
The RED CROSS
A GAUZE MASK IS 99%
PROOF AGAINST INFLUENZA
WEAR MASKS

1918年10月22日付
米「サンフランシスコ・クロニクル」紙
をもとにしたイメージ

マスクを着けて戦勝パレードに集まった群衆

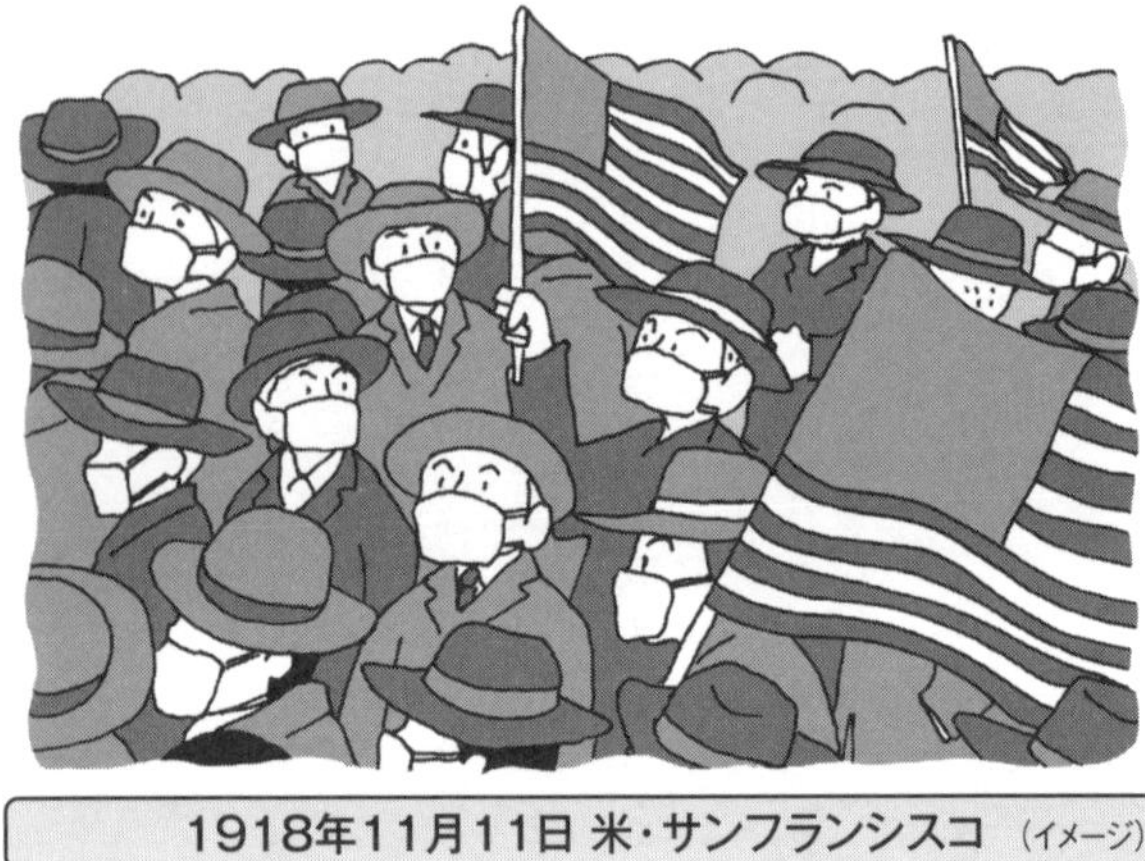

1918年11月11日 米・サンフランシスコ （イメージ）

マスクを着けて野球

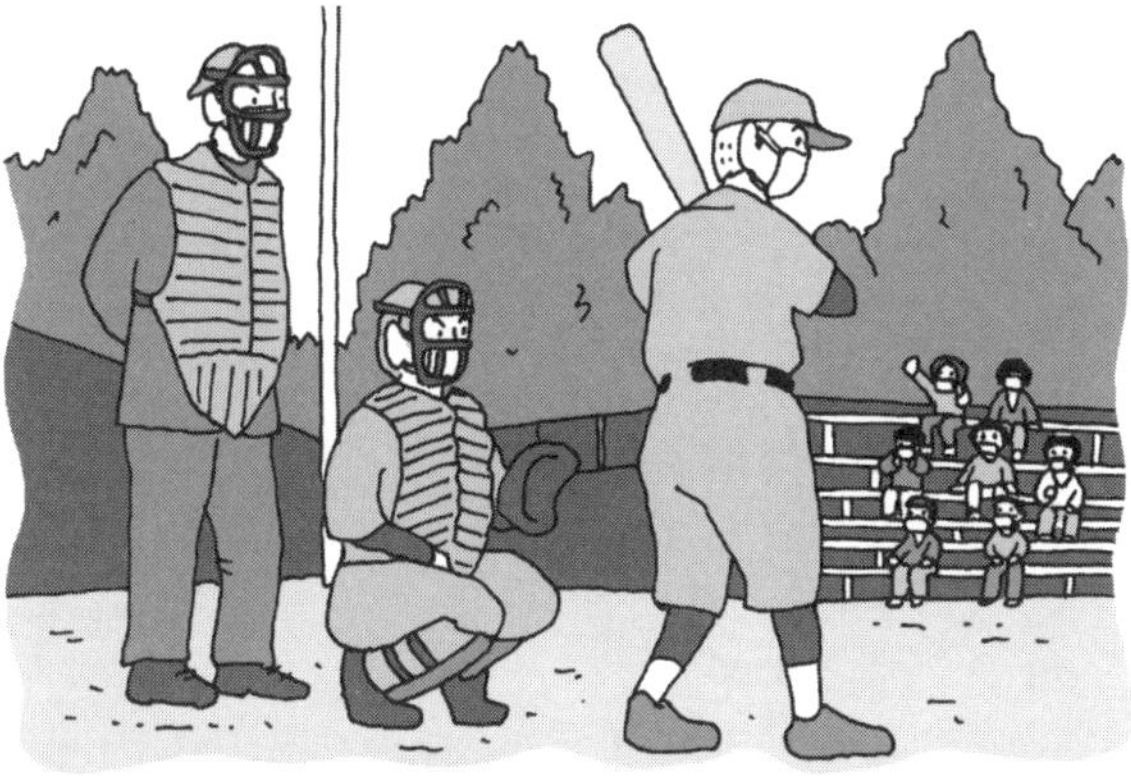

1919年 米・カリフォルニア州 （イメージ）

た野球の試合の様子を写したものです。メジャーリーグを目指している選手たちの試合ですが、これを見るとみんなマスクを着けています。バッターも審判もキャッチャーも着けていて、ちょっと小さくて見えづらいですが、後ろに写っている観客もマスクをしているのが確認できます。

この当時、マスクをしないと罰金50ドルが科されました。当時の50ドルは結構な金額だったのではないでしょうか。

◉内務省衛生局は「マスクとうがい」を奨励

同じ頃、日本はどんな対策をとったかというと、内務省衛生局が一般への啓発に努めていました。

1920年に内務省衛生局が各自治体に配布したポスターを見てください。左は、感染予防を徹底させるため、一般市民にもわかりやすく簡単な標語にして、一目で予防の項目がわかるようにしてあります。

右のポスターには「汽車、電車、人の中ではマスクせよ。外出の後はウガヒ忘るな」とあって、マスクとうがいが強調されています。

こうしてスペイン風邪の流行以来、日本では、特に冬場の風邪やインフルエンザが流行《はや》る時期には多くの人がマスクをするようになりました。

ちなみに、この時もマスクを買い占める業者がいて問題になっています。『東京日日新聞』（1920年1月15日付）の記事には、「奸商《かんしょう》の仕業で」値段が高騰していると書かれています。いつの時代にも人の弱みにつけ込む悪徳商人がいるということでしょう。

1920年 内務省衛生局が自治体に配布したポスター

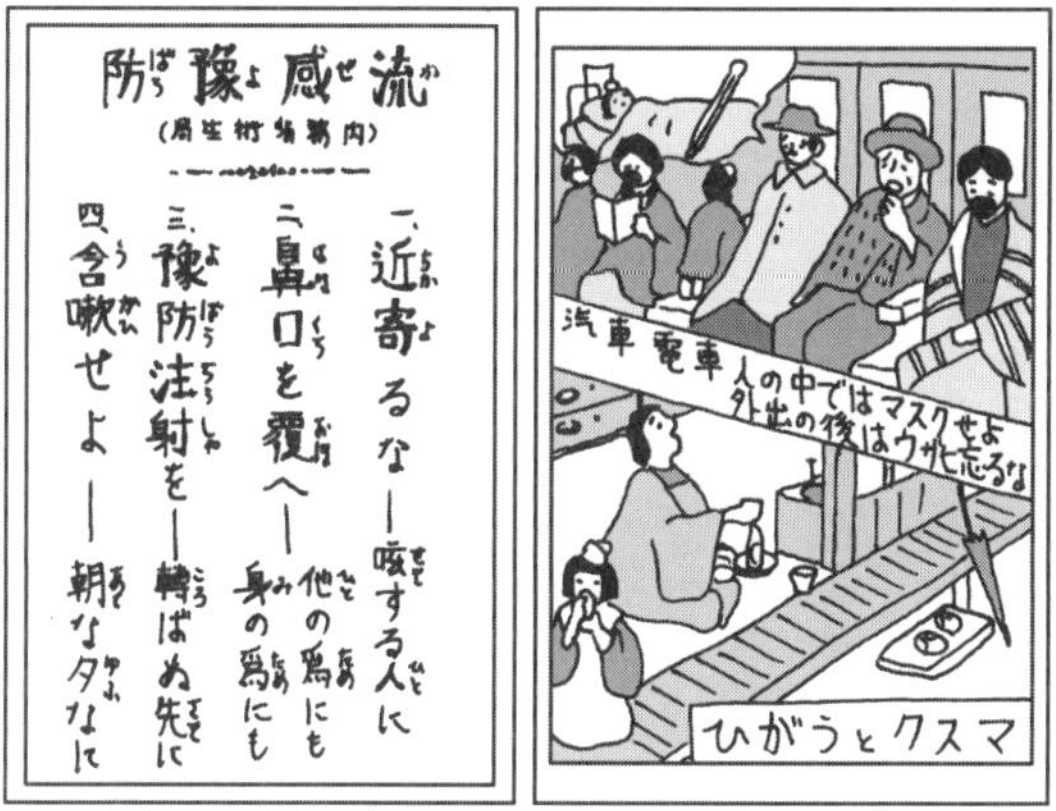

国立保健医療科学院図書館所蔵 内務省衛生局著
「流行性感冒」1922.3.の資料をもとにしたイメージ画

マスクの値段の高騰を報じる新聞

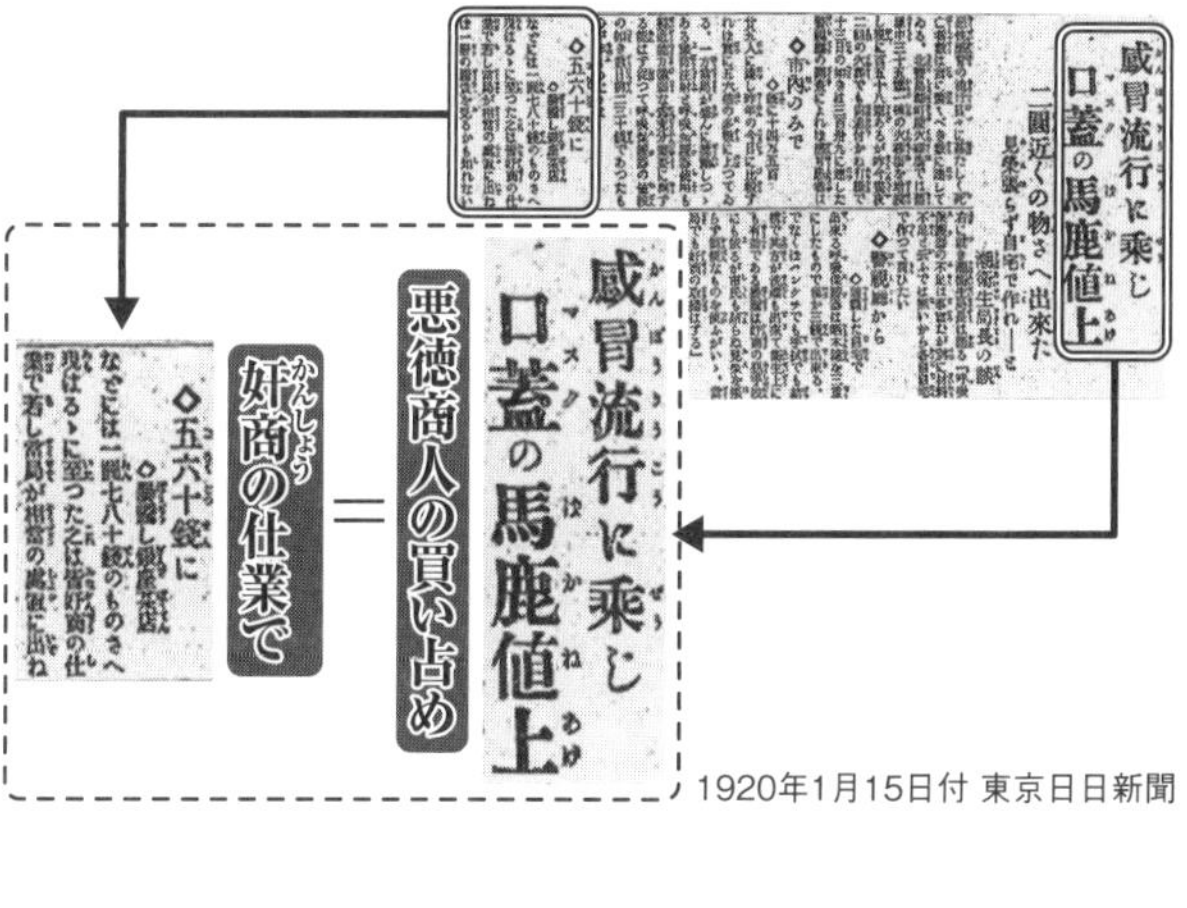

1920年1月15日付 東京日日新聞

◉100年の時を経て見直されるマスク着用

新型コロナウイルスの蔓延《まんえん》で、世界でのマスクの評価が一変しました。

欧米ではマスクは病院でするものというイメージがあり、街中でマスクをする習慣がありませんでした。しかし、今回の感染拡大でマスクの一般での着用が見直され、各国で着用の義務化が始まっています。

いち早く始めたのがオーストリアです。4月から店舗内でのマスク着用が義務づけられると、政府が数百万枚ものマスクをすべてのスーパーマーケットの入り口で無料配布しました。

4月末、今度はドイツが公共交通機関での着用を義務づけました。たとえば駅には洗濯できるマスクの自動販売機が設置され、1枚5・5ユーロ、約650円で販売しています。

感染者数が世界で2番目に多く、経済優先の政策をとる南米ブラジルでさえ、4月30日から主要都市で外出時のマスク着用を義務化しました。「リオのキリスト像」にも

世界でマスクの評価が一変

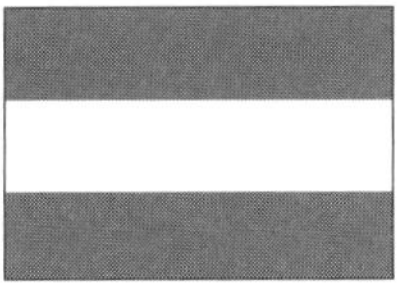

オーストリア
5月30日午後4時32分時点

感染者数：1万6655人
死者数：668人

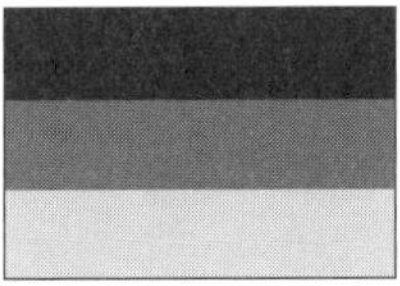

ドイツ
5月30日午後4時32分時点

感染者数：18万2922人
死者数：8504人

米ジョンズ・ホプキンズ大学HPより

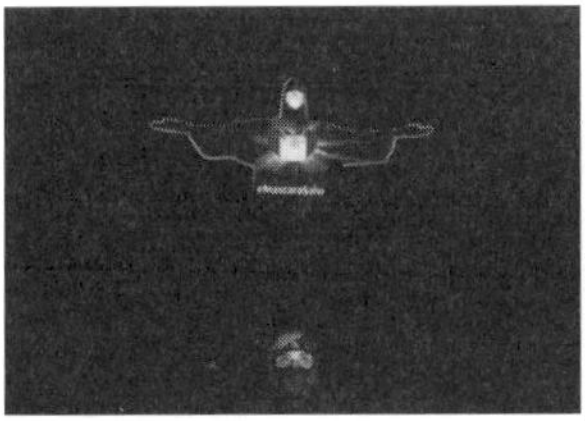

キリスト像にマスクを着けているようなライトアップがされ着用を呼びかけ

ブラジル
5月30日午後4時32分時点

感染者数：46万5166人
死者数：2万7878人

米ジョンズ・ホプキンズ大学HPより

ロイター＝共同通信

マスク姿を見せたくないトランプ大統領

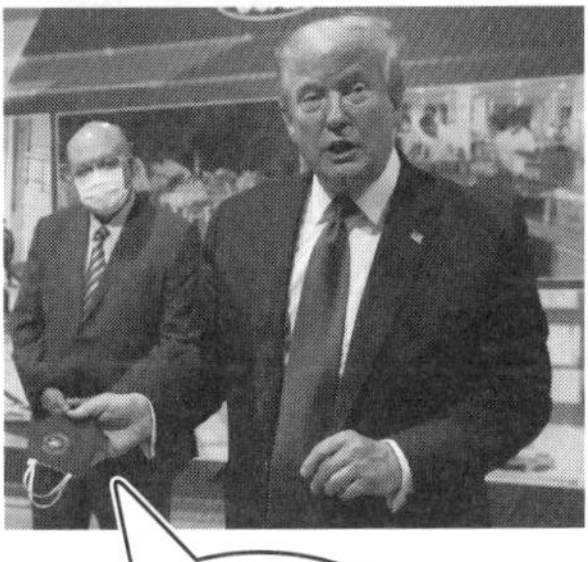

マスクを手にしながら話すトランプ大統領

マスクを着けているかのようなライトアップがされ、人々に着用を呼びかけています。

アメリカでも、個人的には着用するつもりはないと発言していたトランプ大統領ですが、7月1日になって「人と接近する状況では」マスクを着用すると発言しました。

そんななか、アメリカで新型コロナ対策の顔と言える科学者、国立アレルギー・感染症研究所のアンソニー・ファウチ所長が、インタビューでマスク着用のことを聞かれ、次のように話しています。

「マスクのような顔を覆うものは、当面の間は感染の広がりを防ぐ習慣的なものにすべきだと思う」

このように、欧米でも100年の時を経て再びマスクの着用が見直されています。

◉マスクの感染防止効果に科学的根拠は？

マスクがある程度、感染防止に効果があることを私たちは体験的に知っています。

ただ、科学的な根拠はあるのでしょうか。

たとえばWHOは当初、マスクが感染を防ぐかどうかについてはエビデンス（証拠）

ハムスター実験のイメージ

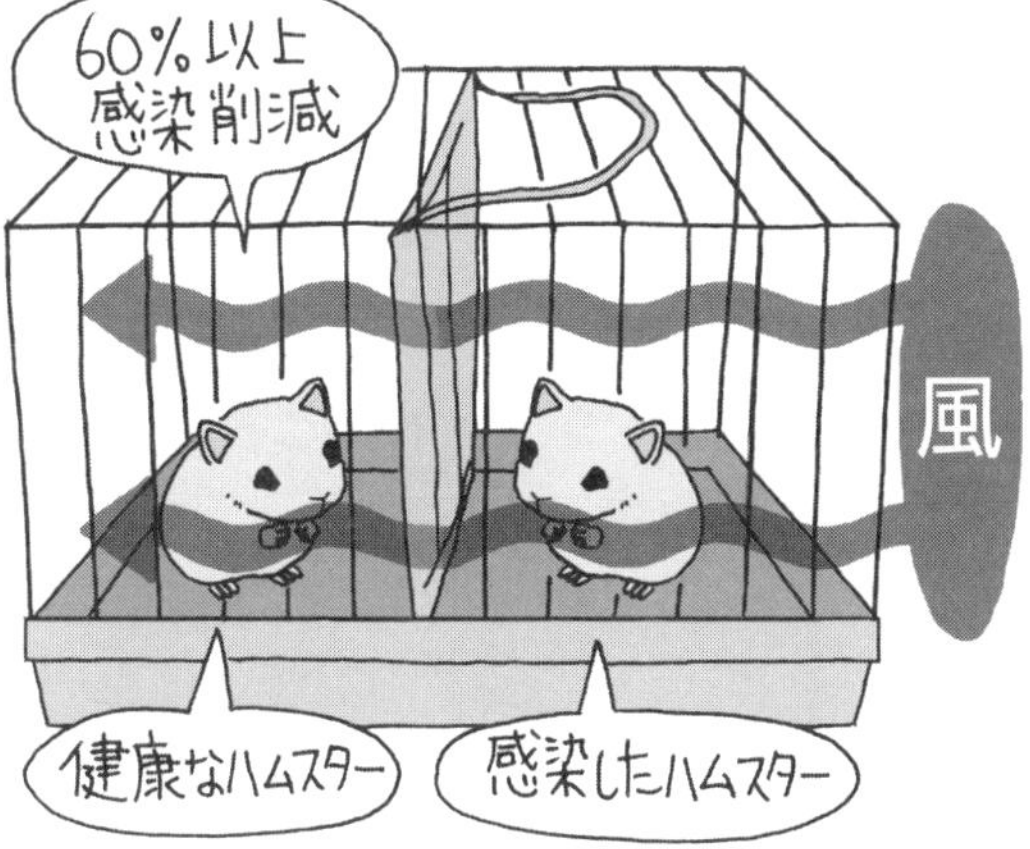
60%以上
感染削減
風
健康なハムスター
感染したハムスター

がないという言い方をしていました。

ところがマスクの感染防止効果について5月半ば、こんなニュースが流れました。

「香港大学の研究チームは17日、ハムスターを使った実験で、多くの人がマスクを着用すれば新型コロナウイルス感染拡大抑制につながることが示されたと発表した」（『AFPBB News』2020年5月18日付）

ここだけ読むとマスク姿のハムスターを見てみたくなりますが、もちろんそういう写真があるわけではありません。

簡単に言うと、感染したハムスターと健康なハムスターの間に医療用マスクを設置して、感染したハムスター側から健康なハムスターの方に向かって空気を流したのです。この実験によって「マスクが感染を60％以上削減できる可能性のあることが明らかになった」（同）ということです。

マスクの有効性を立証する面白い実験ですね。

第4章

感染者を救う抗ウイルス薬
——そもそもウイルスとは何か?

◉人類がウイルスに対して手にした二つの武器

現在、猛スピードで開発が進められているのが、人類がウイルスに対して手にした二つの武器、抗ウイルス薬とワクチンです。

この二つの武器は性格が異なり、抗ウイルス薬は感染してしまった人を治療するための薬、ワクチンは感染していない人が予防するための薬です。私たちが普段受けている予防接種は後者で、これはワクチンを体内に入れるものです。

感染症と闘うにはどちらも必要ですから、研究者や製薬企業などが現在、開発にしのぎを削っています。

ここからは新型コロナ終息の鍵となる抗ウイルス薬とワクチンの最前線を見ていくことにしましょう。まず抗ウイルス薬を取り上げます。

このところニュースで頻繁に耳にする「レムデシビル」。新型コロナウイルスの治療薬として承認され、注目されていますが、そもそも抗ウイルス薬はなぜ効果を発揮するのでしょうか？

抗ウイルス薬

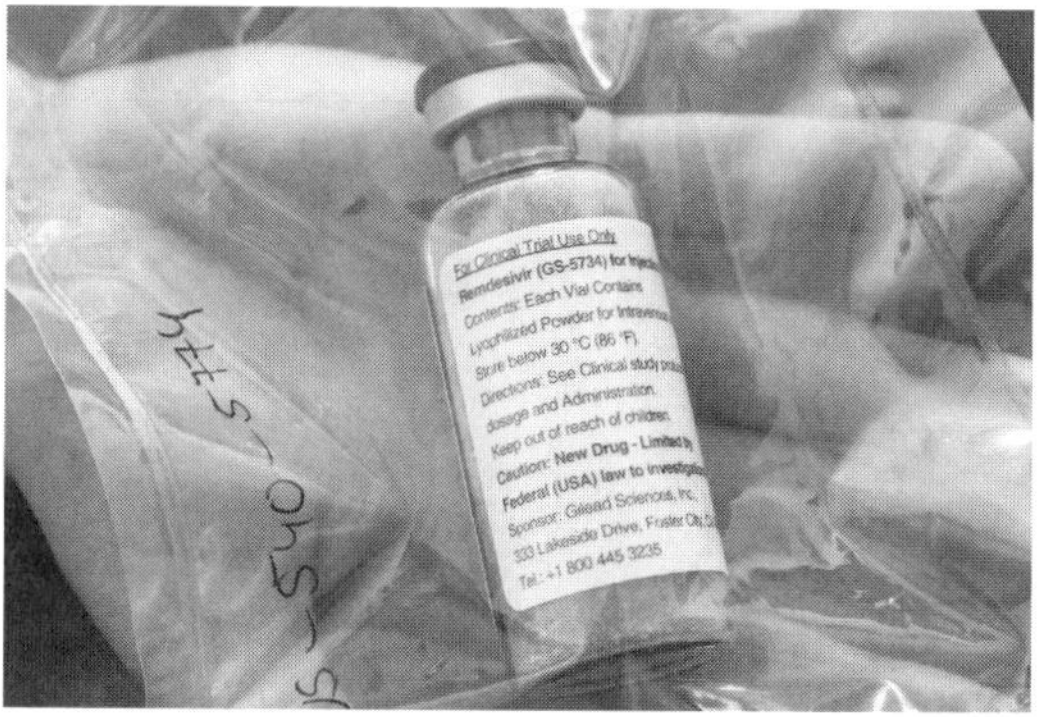

ロイター＝共同通信

レムデシビル

ウイルスとはどういうものか。ウイルスが生き物の細胞に取り付くとはどういうことなのか。それを知ればおのずと答えがわかります。

◉ウイルスは自分では増殖できない

ウイルスの大きさは、数十ナノメートルから数百ナノメートルです。１ナノメートルは１ミリメートルの１００万分の１。非常に小さいため一般の光学顕微鏡では見えません。わかりやすいたとえとして、人間を地球の大きさだとすると、ウイルスはネズミぐらいだとよくいわれます。ウイルスは１９３０年代に電子顕微鏡が開発されてからその形を捉えることができるようになりました。

このウイルスを、同じく感染症を引き起こして人類を苦しめてきた細菌と比べると、まず大きさが違います。細菌の方が大きく、ごく大雑把《おおざっぱ》にウイルスの10倍から100倍程度あります。こちらは光学顕微鏡でも見ることができます。

違いは、もちろん大きさだけではなくて、たとえば細菌には細胞膜や細胞壁がありますが、ウイルスにはありません。実は、細菌とウイルスには根本的な違いがあるのです。

生き物、つまり生命を定義するには三つの要件が必要です。

①　細胞を持つこと
②　外部からエネルギーの元になる栄養を取り込む代謝《たいしゃ》ができること
③　自ら増殖すること

この三つが生き物の伝統的な定義とされていて、細菌はこの定義に当てはまります。ところが、今述べたようにウイルスには細胞膜や細胞壁がありません（エンベロープ〈皮膜〉を持つウイルスもあり、これを細胞膜があると見る研究者もいます）。もっと言えば、細

生き物を定義する3つの要件

1　細胞を持つこと

2　外部からエネルギーの元になる栄養を取り込む代謝ができること

3　自ら増殖すること

胞そのものがありません。**タンパク質でできた殻の中に遺伝子**＊が入っているだけです。代謝もしないし、自ら増殖することもしない。伝統的な生物学の立場では、ウイルスは生き物ではないのです。

＊タンパク質でできた殻の中に遺伝子＝ウイルスには大きく分けて2種類あり、殻の中にDNA遺伝子が入っているのがDNAウイルス、RNA遺伝子が入っているのがRNAウイルスである。DNAはデオキシリボ核酸、RNAはリボ核酸のこと。

特に重要なのは、ウイルスは自分では増えることができないということです。ならばどうやって増えるかと言うと、ウイルスは生き物の細胞に取り付いて、細胞内で自分のコピー（複製）をたくさん作るのです。ウイルスの生存戦略と言ってもいいかもしれません。これがウイルスの増殖です。このウイルスの増殖によって生き物の体の中で異変が起こり、病気になるわけです。

ここまでわかれば答えは明らかですね。

「病気を治すには、ウイルスの増殖を抑えてやればいい」

こう考えて作られたのが抗ウイルス薬です。

これまで人類は、インフルエンザやＨＩＶ（エイズを引き起こす）などウイルスの種類に合わせて、そのウイルスの増殖を抑える抗ウイルス薬を開発してきました。

●ウイルスが体内に入ると何が起きるのか？

ウイルスが人間の体の中に入ってくると一体何が起きるでしょうか。新型コロナウイルスに感染した人の特徴的な症状の一つが重度の肺炎でした。なぜそんなことにな

ウイルスによる感染の仕組みと免疫細胞の役割

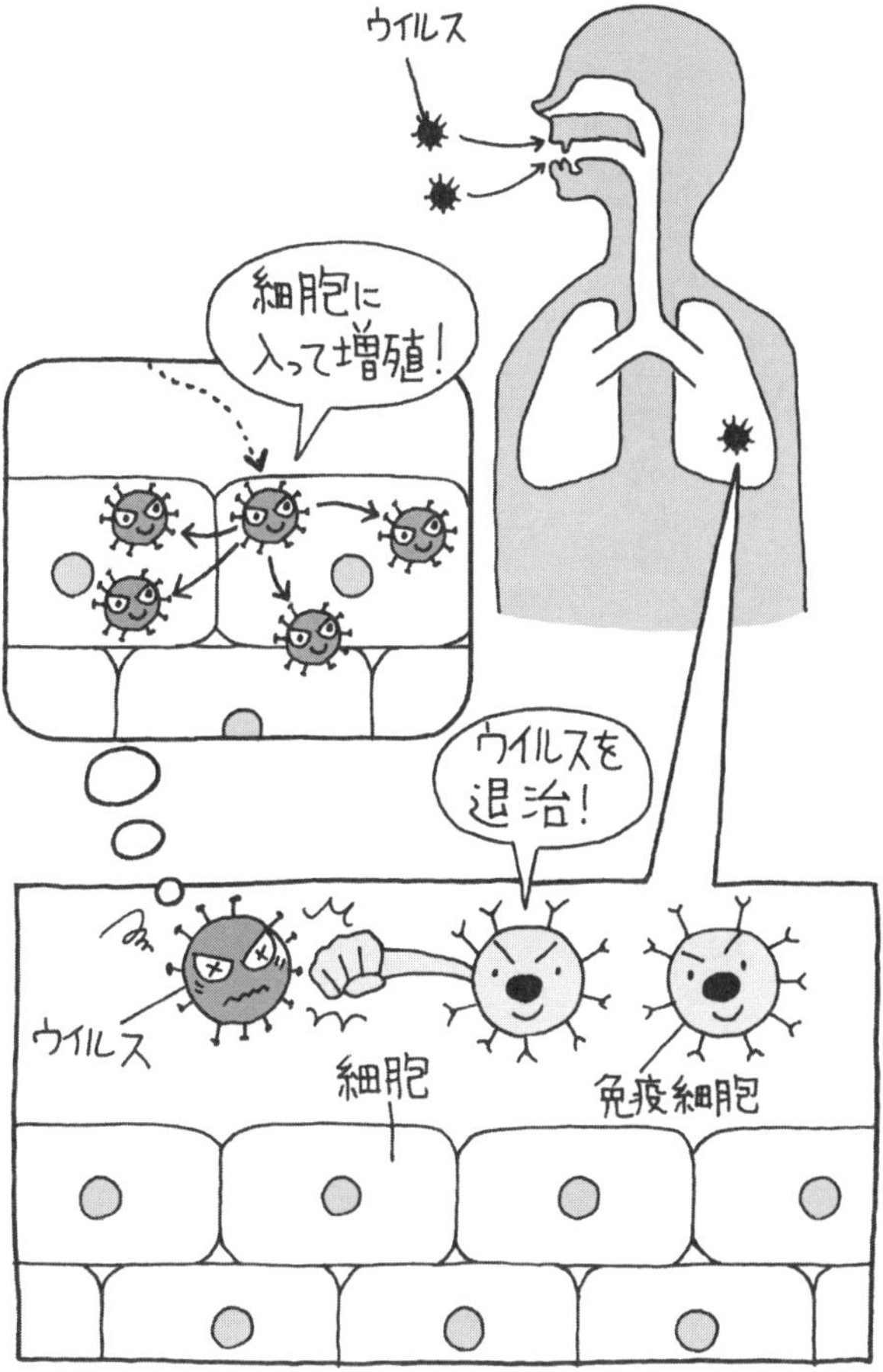

免疫の防御反応と暴走

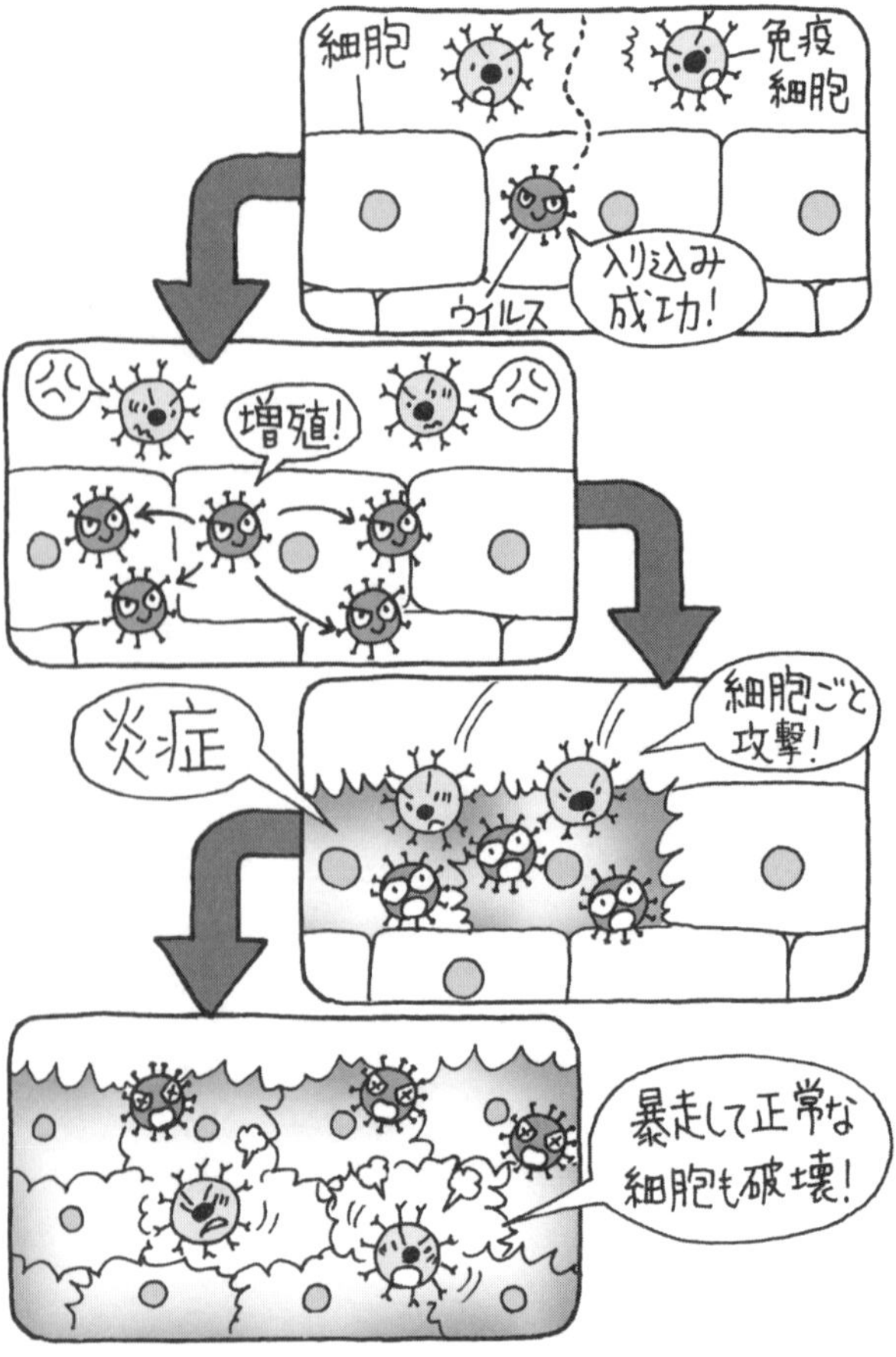

なぜ、新型コロナウイルスで肺炎が起こるのか？

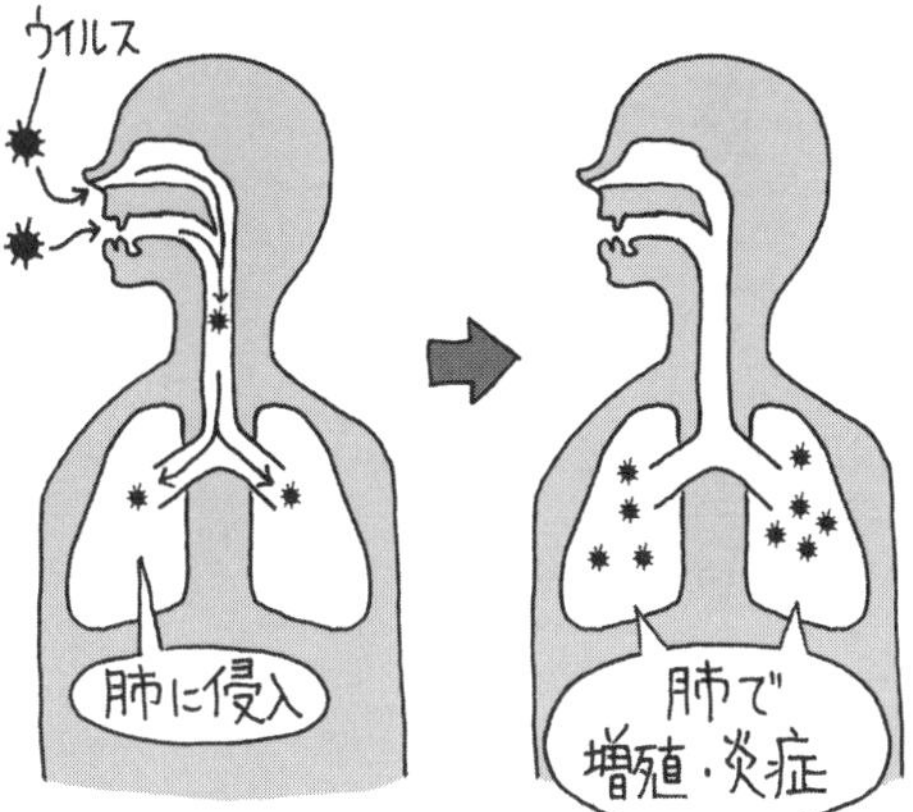

ってしまうのかイラストを使って説明しましょう。

ウイルスは人間の体の中に侵入し、細胞に入り込んで増殖しようとします。でも、人間はそう簡単には病気にならないように、ウイルスから体を守る免疫細胞を持っています。この免疫細胞は体内をめぐり、ウイルスを見つけると退治してくれます。免疫細胞は、いわば悪いウイルスを捕まえる警察官のような存在で、この働きによって体は守られています。

ところが、ウイルスが隙《すき》を突いて細胞に入り込み増殖してしまうと、厄介《やっかい》なことになります。それが炎症です。免疫細胞がウイルスに感染した細胞もろとも壊して、体を守ろうとするのです。免疫の防御反応とも言えますが、これが恐ろしいのは、ウイルスの増殖が進むと免疫細胞が暴走を始め、正常な細胞まで壊してしまうことです。最悪の場合は人の命が危険にさらされます。

今回の新型コロナウイルスによって肺炎が起きるのは、肺でウイルスが増殖し、過剰な炎症反応が起きていることによるものです。

ウイルスを退治しようとしてかえって炎症が起きてしまうので、そうならないようにするには、ウイルスの増殖をいち早く抑えることが大事になってきます。それが抗ウイルス薬の働きということです。

●脚光を浴びた「レムデシビル」と「アビガン」

冒頭でもふれた「レムデシビル」は、新型コロナウイルスに対する抗ウイルス薬として国内で初めて承認されました。ただし、これは本来、**エボラ出血熱**＊の治療薬候補で、アメリカのギリアド・サイエンシズ社が開発中の薬です。動物実験でエボラウイルスへの効果は確認されていますが、エボラ出血熱の治療薬としてまだ正式に承認されたわけではありません。

ところがその薬が、新型コロナウイルスの増殖を抑える効果があるのではないかということで、日本で承認されたのです。

＊エボラ出血熱＝エボラウイルスによって起こる感染症。主に患者の体液（血液や分泌液など）や排泄物、それらが付着した物質に接触することで感染する。１９７０年代以降、中央アフリカ諸国で20回以上流行した。２０１４年には西アフリカで大流行し、欧米にも広がった。２０１８年からコンゴ民主共和国で流行が続いた。

治療薬として注目されている抗ウイルス薬には、レムデシビルのほかにもう一つあります。

それが「アビガン」です。日本の富士フイルムの子会社、富士フイルム富山化学（当時は富山化学工業）が抗インフルエンザ薬として開発し、２０１４年に承認されました。

これも承認を受けたとはいえ、あくまで抗インフルエンザ薬としてであって、新型コロナウイルス用の薬としてはまだ承認されていません。

当初、2020年5月中にも承認されると見られていましたが、臨床試験が不十分と判断した企業側が申請を行いませんでした。その後、6月末に終了する見込みだった臨床試験は7月に入っても継続中で、7月10日現在、治験がいつ終わり、結果がいつ発表されるのか、はっきりしたことはわかっていません。また、藤田医科大学も臨床研究を進めていましたが、7月10日、明確な有効性は確認できなかったと発表しました。国から承認を受けるにはもう少し時間がかかりそうです。

●エボラやインフルエンザの薬がなぜ新型コロナに？

ところで、レムデシビルはエボラウイルスの薬、アビガンはインフルエンザウイルスの薬と全くの別物なのに、どうして新型コロナウイルスに効くと期待されているのでしょうか。不思議だと思いませんか？

簡単に言うとこういうことです。

抗ウイルス薬として期待されるレムデシビルとアビガン

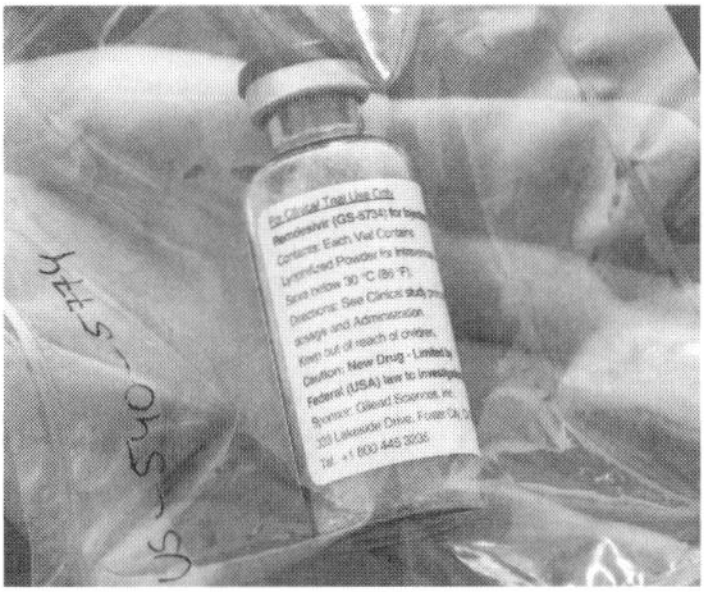

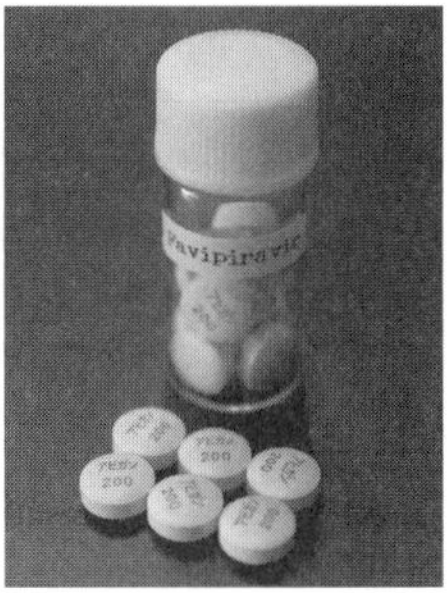

ロイター＝共同通信

レムデシビル
（抗ウイルス薬）
エボラ出血熱の治療薬候補

アビガン
（抗インフルエンザ薬）

新型コロナウイルスは、RNAウイルスだという点でエボラやインフルエンザと共通性があります。RNAウイルスとは、RNA遺伝子を持つウイルスのことですが、実はこのRNAウイルスはどれも増殖の仕方が似ているのです。

次ページの図に示した通り、RNAウイルスの増殖には四つの段階があります。

増殖はまず、このウイルスが細胞に「吸着」するところから始まります。細胞にはレセプターと呼ばれる鍵穴《かぎあな》のようなものがあり、その鍵穴にウイルスの突起が合致すると吸着し、ウイルスは細胞内に侵入。これが第1段階です。

RNAウイルス増殖の仕組み

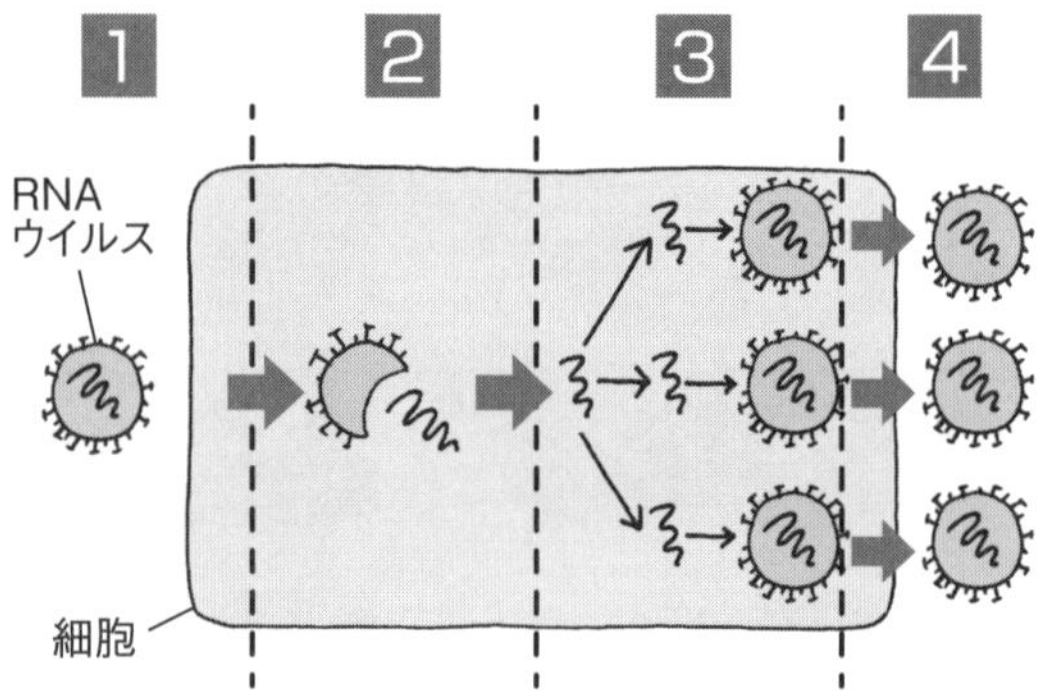

細胞内に侵入したウイルスは、自らの遺伝子を放出します。これが第2段階で「脱《だっ》殻《かく》」といいます。

次に、放出されたRNAは細胞内で複製され、新しいウイルスが作られます。これが第3段階の「複製」。

最後に、複製されたウイルスは細胞膜を破って細胞から出ていきます。これが第4段階の「遊離」です。

以上4段階の増殖プロセスの中で、レムデシビルは第3段階のRNAの複製をブロックする作用があり、アビガンが作用するのも同じ第3段階です。

この二つはそれぞれ違うウイルスのため

ウイルス増殖、4つの段階「吸着」「脱殻」「複製」「遊離」

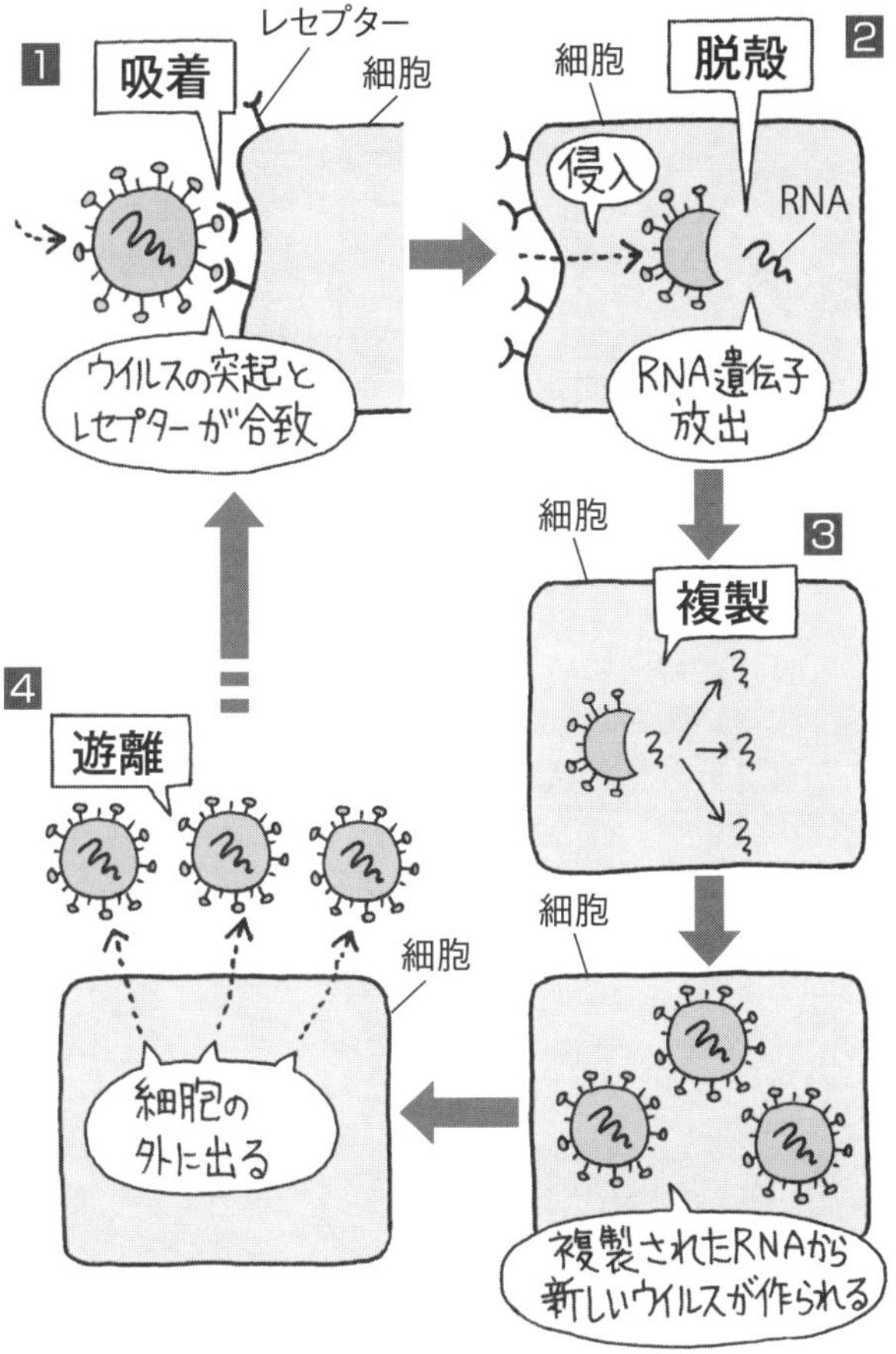

レムデシビルとアビガンは第３段階に効果

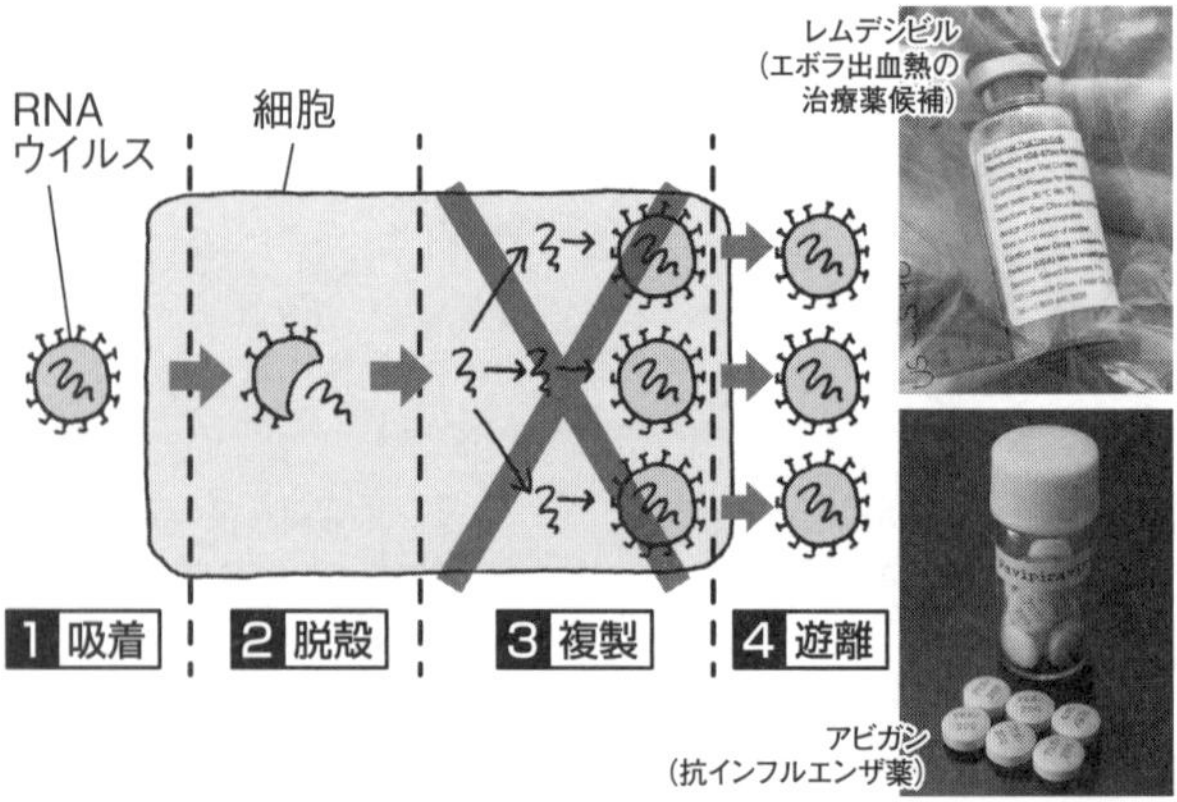

ロイター＝共同通信

に開発された薬ですが、ＲＮＡウイルスという点では同じ種類のウイルスなので新型コロナにも効く可能性が高いと期待されているのです。（後でもう少し詳しい説明を加えます）

●３日で特例承認された「レムデシビル」

レムデシビルは２０２０年５月７日、異例のスピードで新型コロナウイルス治療薬として承認されました。あまりの早さに驚いた人も多かったと思います。

普通、薬は承認されるまでに長い時間がかかるのに、なぜこんなに早くなった

レムデシビルの承認プロセス

2020年 **5月1日**	FDA（アメリカ食品医薬品局）が **緊急使用を許可**
5月4日	米ギリアド・サイエンシズの日本法人が 製造販売について **厚生労働省に承認申請**
5月7日	**厚生労働省が薬事承認**

のか。承認のプロセスはこうでした。

5月1日、FDA（アメリカ食品医薬品局）が緊急使用を許可します。これは薬としての正式な承認ではなく、あくまで緊急の使用に限って認めるというものです。

5月4日、レムデシビルを開発したギリアド・サイエンシズ社の日本法人が厚生労働省に承認申請をします。

すると、3日後の5月7日に厚生労働省が薬事承認、つまりこれを薬として使ってもよいと正式に承認しました。

通常の薬の場合、承認申請が出てから実際に薬事承認されるまで、審査に大体1年かかります。日本は**ドラッグ・ラグ***といって、海

特例承認の３条件

1. 疾病のまん延防止等のために
緊急の使用が必要

2. 当該医薬品の使用以外に
適切な方法がない

3. **海外で販売等**が認められている

厚生労働省 プレスリリースより

外に比べて審査に時間がかかりすぎると問題になっていました。ところが、今回に限ってわずか3日で承認され、「異例のスピード」ということで大きなニュースになったのです。

それを可能にしたのが「特例承認」という制度です。審査期間を短縮して、特別な例として承認できるというもので、条件が三つあります。

①疾病のまん延防止等のために緊急の使用が必要

②当該医薬品の使用以外に適切な方法がない

③海外で販売等が認められている

この三つをクリアできれば特例承認することがあると厚労省は説明しています。

＊ドラッグ・ラグ＝PMDA（医薬品医療機器総合機構）の2018年度試算によると、海外で承認・発売された新薬が日本で承認・発売されるまで約1年かかる。

◉新型コロナ治療薬を世界で初めて日本が承認

しかし、これだけ早く承認するには、通常の手続きを一部省略しない限り無理です。何を省略したのか気になるところです。

レムデシビルを特例承認するにあたり、厚労省は使用にあたっての留意事項を明記しました。「レムデシビル製剤の使用に当たっての留意事項について」という文書の中にこうあります。（要点を抜粋）

①現在進行中の治験《ちけん》または臨床試験の成績が得られ次第、速やかに報告すること

②副作用、疾病、障害または死亡の発生を知ったときは速やかに報告すること

レムデシビルの留意事項について（抜粋）

1 現在進行中の治験または臨床試験の成績が得られ次第、速やかに報告すること

2 本剤の副作用その他の事由によるものと疑われる疾病、障害または死亡の発生を知ったときは速やかに報告すること

厚生労働省の通知より

「現在進行中」とありますから、臨床試験が終わっていないことがわかります。要するに、まだ臨床試験の途中で、薬の有効性、副作用などの安全性についてわからないことがある、と言っているのです。

ギリアド・サイエンシズ社自身も次のように注意を喚起しています。（同社日本法人が5月8日に発表したプレスリリース）

「日本における本剤の承認は、日本国内のきわめて重篤《じゅうとく》な患者さんに対する治療が緊急に求められている状況に対処するものです」

「安全性と有効性は、COVID－19（新型コロナウイルス感染症）治療を含むいずれの用途においても確立されていません」

このように、まだ研究段階の薬なのですね。それを特例で承認するほど緊急性が高い状況だと厚労省は判断したわけです。

普通なら研究段階の薬を使うなんて怖くてできませんが、新型コロナウイルスに感染して、他にもう打つ手がなくて切羽詰《せっぱつ》まっているから使いたいという人がいたら、こういうリスクがあることを納得してもらって、患者の承認を得て使いましょう、という考え方です。

ということで、アメリカでもまだ正式な承認が下りていない時に、日本が世界で初めて新型コロナウイルス治療薬としてレムデシビルを承認しました。

◉トランプ大統領が服用した抗マラリア薬のその後

これまで新型コロナウイルスに対して、レムデシビルとアビガン以外にも世界中で様々な抗ウイルス薬が試されてきました。抗ウイルス薬の開発状況はどうなっているのでしょうか。

まずＨＩＶ感染症の治療薬「カレトラ」は、新型コロナウイルスが細胞内で複製するのを防ぐ可能性があると期待され、中国の医療機関や日本国内でも複数の患者に投与されてきました。前記の図（120〜121ページ）の第3段階に的を絞った薬です。

しかし、中国・武漢市の金銀潭《きんぎんたん》病院は、199人の重症患者に対して臨床試験を行ったものの、3月19日、「有効性が示されなかった」という論文を発表しました。日本の国立国際医療研究センターも、4月28日、「現時点で有効性を示すデータはない」と発表しています。

抗マラリヤ薬「ヒドロキシクロロキン」は、新型コロナウイルスがRNA遺伝子を放出する脱殻を防ぐ効果を期待された薬です。前記の図（同）の第2段階に相当します。

この薬については、FDA（アメリカ食品医薬品局）が3月、新型コロナウイルス感染症向けに緊急使用を認めたところ、トランプ大統領が5月半ば、予防薬として服用していると公表して物議を醸《かも》しました（その後、服用を中止）。また、感染対策が問題視されているブラジルでは、ボルソナロ大統領が周囲の反対を押し切って軽症患者への使用を許可しました。

新型コロナウイルス感染症の治療に期待されたが……

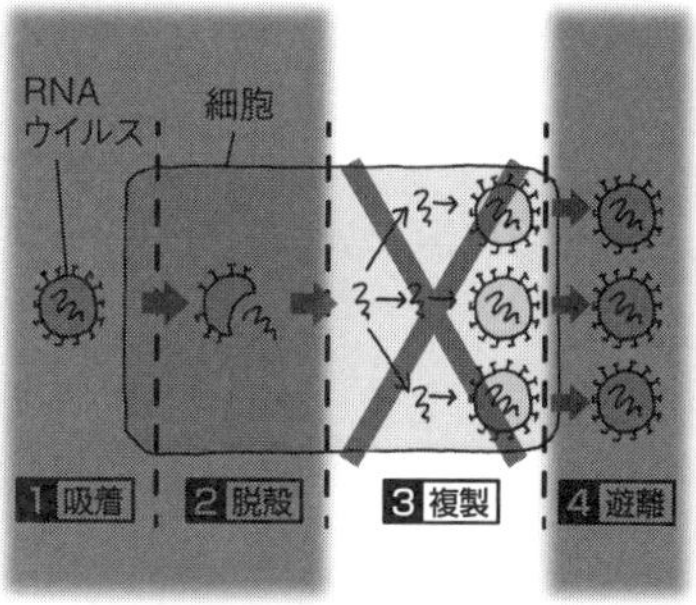

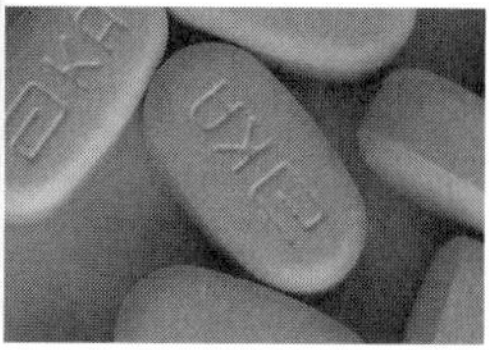

Phanie

カレトラ（抗HIV薬）

新型コロナウイルスの**複製を防ぐ**可能性

ヒドロキシクロロキンの新型コロナウイルス感染症患者への投与について、イギリスの医学誌『ランセット』が5月22日、患者の死亡リスクなどが高まる（病院内の死亡リスク増加、入院中の新規心室性不整脈のリスク増加）という研究を発表して注目されましたが、6月に入り患者のデータの信用性に疑問があるとして論文を撤回してしまいました。

一方、FDAは6月15日、緊急使用の許可を取り消しています。

ヒドロキシクロロキンの（新型コロナウイルスへの）有効性については、まだはっきりしたことはわかっていないようです。

ヒドロキシクロロキンの有効性は？

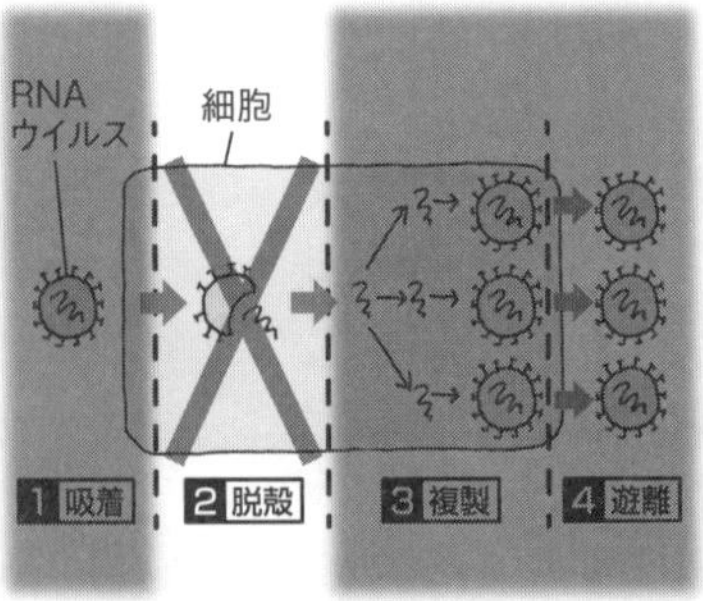

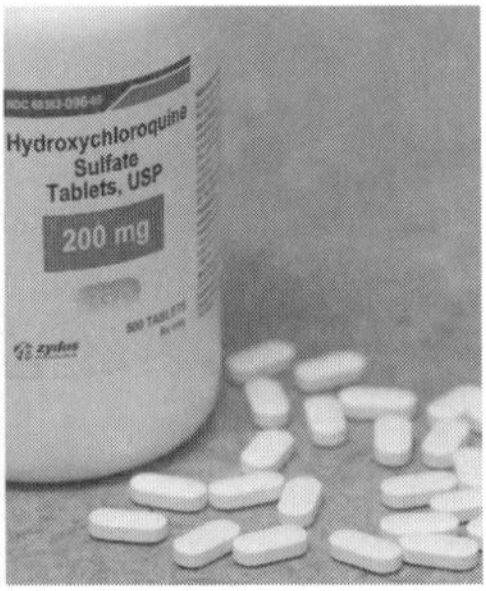

AFP＝時事通信

ヒドロキシクロロキン（抗マラリア薬）

RNA遺伝子を放出するのを防ぐ可能性

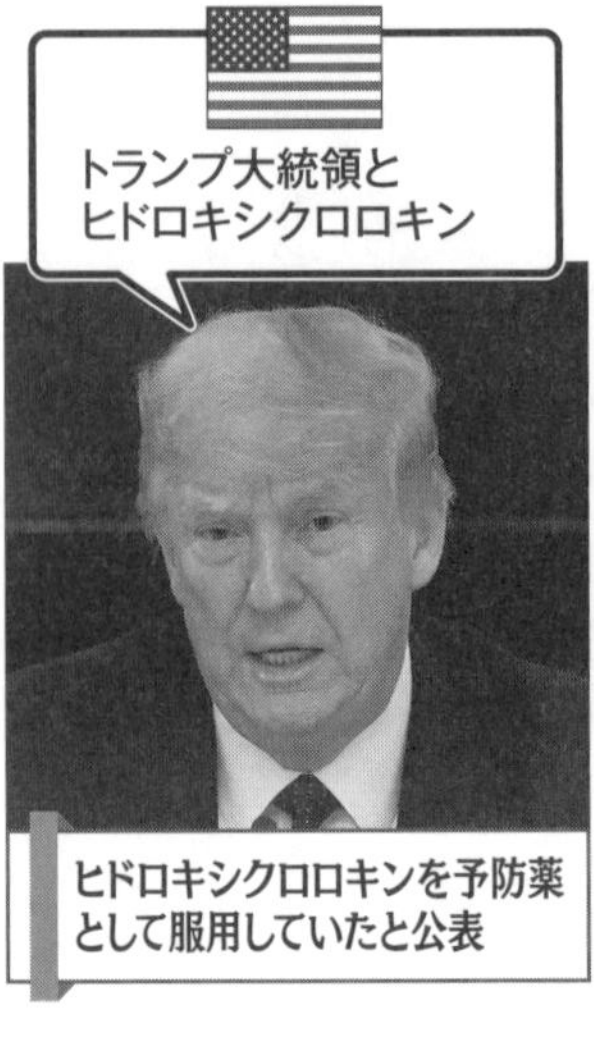
トランプ大統領と
ヒドロキシクロロキン
ヒドロキシクロロキンを予防薬
として服用していたと公表

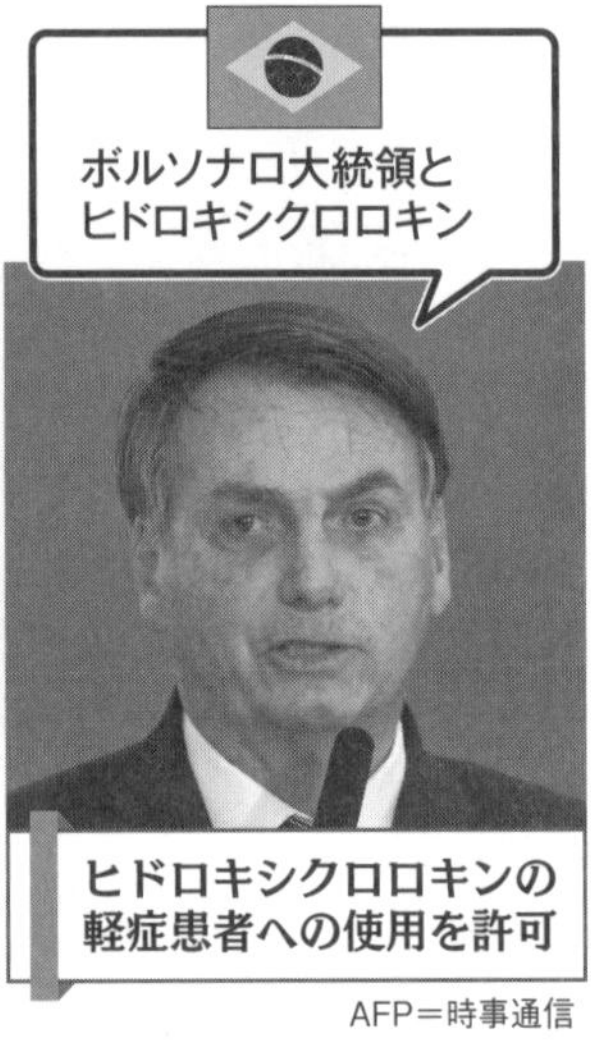
ボルソナロ大統領と
ヒドロキシクロロキン
ヒドロキシクロロキンの
軽症患者への使用を許可

AFP＝時事通信

◉人類は新型コロナに打ち勝つことができるのか？

レムデシビルは、日本が世界に先駆けて承認しただけあって、他の抗ウイルス薬よりも効果があると期待されています。その理由について、ウイルスの性質に詳しい大阪健康安全基盤研究所理事長の奥野良信《おくのよしのぶ》さんに話を伺いました。

奥野　レムデシビルはＲＮＡポリメラーゼの機能を阻害する……。

ＲＮＡポリメラーゼとは、ウイルスが増殖する際に作られる酵素のことです。細胞から四つの材料（核酸）を集めて、ＲＮＡの複製を作る工場のような役割をします。その酵素の働きをレムデシビルは阻害できると考えられています。

実はレムデシビルは、ＲＮＡを作る材料の一つにその形状が似ているそうで、この特徴を利用すれば、ＲＮＡポリメラーゼに間違って取り込ませることができます。すると、ＲＮＡの複製がブロックされ、結果としてウイルスの増殖を抑えることができ

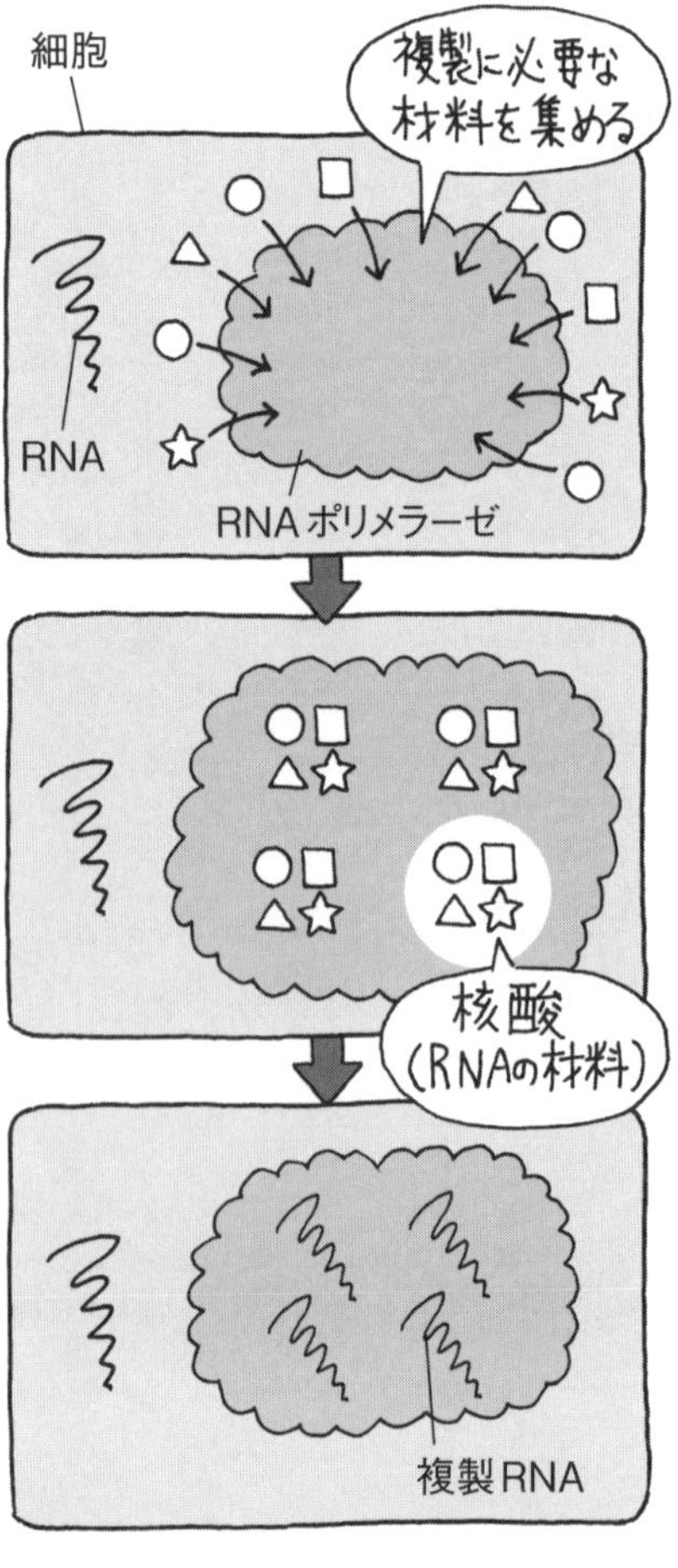
細胞
複製に必要な
材料を集める
RNA
RNAポリメラーゼ
核酸
(RNAの材料)
複製RNA

るのです。
この働きは、新型コロナウイルスに対しても同じように起きると奥野さんは話しています。

奥野　ＲＮＡポリメラーゼの働きは、どのＲＮＡウイルスでも同じです。どのＲＮＡウイルスに対しても効果が認められても不思議ではない。

ＲＮＡポリメラーゼを阻害する作用は、レムデシビルだけではなくアビガンにもあります。前に述べたように（120〜122ページ）、レムデシビルもアビガンも、ＲＮＡウイルスに働きかける点で共通性がありました。その共通した働きは、ＲＮＡポリメラーゼを阻害してＲＮＡの複製をブロックする点です。こうした理由から、「この二つの薬なら新型コロナウイルスを抑えられるのでは」と期待されているわけです。
人類は新型コロナウイルスに打ち勝つことができるのでしょうか。期待が失望に変わらないことを願うばかりです。

レムデシビルの作用

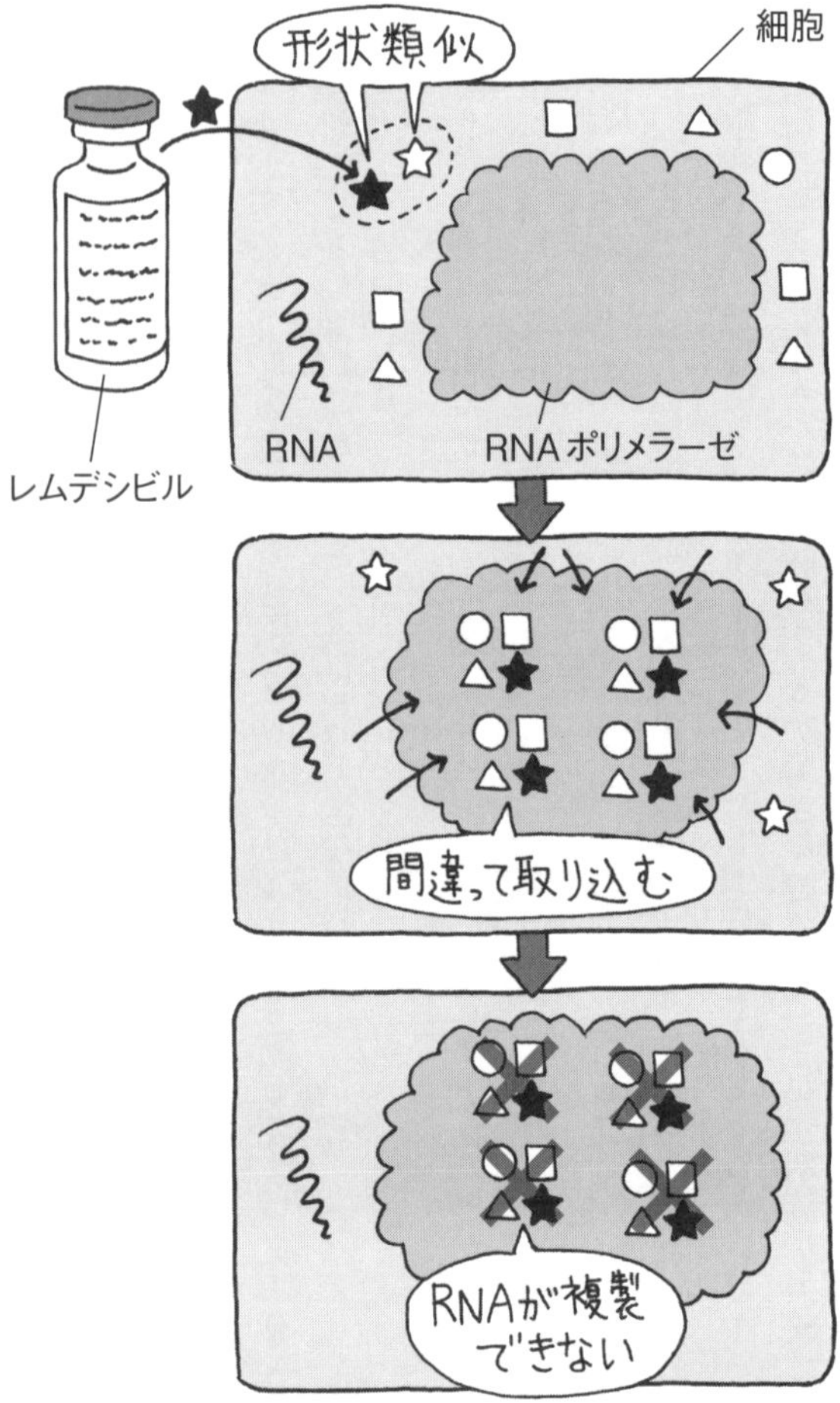

加藤厚労相のレムデシビルについての発言

レムデシビル
（抗ウイルス薬）

投与方法	点滴
副作用	・急性腎障害　・肝機能障害など
生　産	2020年5月末 14万人分確保（世界に無償提供） 目標 2020年秋まで…50万人分 2020年内…100万人分

（日本への供給量は）製薬会社から公表しないという前提で供給を受けている

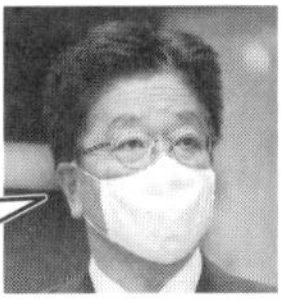

厚労相
加藤勝信氏

共同通信

◉「レムデシビル」は日本での供給体制に不安

ここでレムデシビルの現状を押さえておきましょう。

レムデシビルの投与方法は点滴です。意識を失ったり人工呼吸器を着けていて錠剤を飲むことのできない重症患者にも使えます。ただし、副作用として急性腎障害や肝臓機能障害などがこれまでに報告されています。

2020年5月末時点で14万人分を確保しており、製薬会社はこれを世界に無償提供すると言っています。

日本国内にどれだけ入ってきたかですが、その数は不明です。厚労省によると、ギリアド・サイエンシズ社との取り決めにより公表できないそうです。

同社はアメリカの製薬会社ですから、「アメリカ国内で優先的に使え」という圧力がかかる可能性があります。日本に多く提供したら「アメリカの患者を見殺しにするのか」と非難されるかもしれない。たぶんそれを恐れているのではないかと思われます。

●オールジャパンで「アビガン」増産に動く

アビガンについても現状を見ておくと、まず投与方法は錠剤による経口《けいこう》投与です。飲んでもらわないといけないので、意識をなくした人や人工呼吸器を着けている人が服用するのは現実的に難しい。

副作用としては、動物実験の段階ですが、胎児の奇形が確認されています。また流産や死産の可能性があるということで、妊婦や妊娠の可能性のある女性は服用できません。

生産体制は5月末現在、国内で70万人分の備蓄があります。

「アビガン」とはどんな薬か？

アビガン
（抗インフルエンザ薬）

投与方法	錠　剤
副作用	妊娠中の服用は胎児の奇形 流産・死産の可能性
生　産	2020年5月末　国内で70万人分備蓄 目標　2020年度中…200万人分備蓄

アビガンは、新型インフルエンザで投与する場合と比べて約3倍の量が必要とされ、富士フイルムは新型コロナに対応しようと大量生産に動きました。ところが、ここであることがわかったのです。このアビガンの原料は元々中国で製造していたものでした。

そこで富士フイルムがとった行動が、アビガン増産のオールジャパン体制の構築です。原料から製造、供給、治験に至るまで、すべての工程を日本国内で行えるよう多くの日本企業にサポートを依頼し、アビガンの増産に臨んでいます。

たとえば企業リストに挙げた「カネカ」。塩化ビニル樹脂や太陽電池などを作っている会社というイメージがありますが、意外なことに医薬品の開発や製

多くの日本企業がサポート

アビガン増産"オールジャパン体制"主な企業

富士フイルム富山化学 富士フイルム和光純薬
アクティブファーマ　宇部興産　カネカ 広栄化学工業　JNC　シミックホールディングス ダイト　ダイトーケミックス　立山化成 デンカ　日医工　ニプロ　富士化学工業（五十音順）

造にも携わっています。

さらに海外企業も参入しており、アビガンの生産は7月には月産約10万人分、9月には月産約30万人分になる見通しです。

このアビガンは、新型コロナウイルス治療薬としては、7月6日現在、まだ国から承認を受けていません。臨床試験が続いていて研究途上にあるためです。国としては、有効性を確認してから薬事承認する方針です。治療薬の効果や安全性の評価には、やはり時間がかかるんだなということです。

こういう状況で、自分がもし新型コロナに感染して症状が悪化したらと考えると、不安な気持ちになりますよね。

芸能人でアビガンを処方されて回復したと言う方がいて大きな話題になりました。でも、だからといって自分にも効果があるかどうかは何とも言えません。その人は回復期に入っていて、もしかしたらアビガンを投与されなくても治ったかもしれない。薬が効くか効かないかは、大勢の人を対象にした治験（臨床試験）を行って検証しないと結論が出せないのです。

副作用の問題もあり、現場の医師たちは患者さんを前に、薬の正しい使い方は何だろうかと悩んでいますが、私たちも悩むという状況がもうしばらく続きそうです。治験が終わり、有効性と安全性の両面で太鼓判《たいこばん》を押せるような薬が早く出てきてほしいなと思います。

第5章

感染予防の特効薬ワクチン
——ワクチンとは何なのか？

◉ワクチンは完成までに長い時間がかかる

新型コロナに打ち勝つために人類が手にしているもう一つの武器がワクチンです。本章では、かつてないスピードで行われているワクチンの最前線を取り上げます。

２０２０年５月下旬、ＷＨＯ（世界保健機関）は、現時点で10のワクチンがヒトへの臨床試験に入り、そのほかに１１５種類に上るワクチン候補があると発表しました。

ワクチンは通常、開発を始めてから完成に至るまでに長い年月が必要とされます。それはヒトへの安全性や有効性を試す臨床試験に時間がかかるためです。基礎研究と動物実験から始まり、承認されて完成するまでには、平均10年から15年かかるといわれています。

実際に今まで日本で開発されたワクチンを見ても、日本脳炎は20年、水痘《すいとう》（水ぼうそう）は16年、おたふく風邪は13年など、長い期間をかけて開発していることがわかります。

日本でのワクチン開発から実用化まで

ワクチン名	開発期間
日本脳炎	20年（1935～1955年）
水痘（水ぼうそう）	16年（1970～1986年）
おたふくかぜ	13年（1967～1980年）
麻疹（はしか）	12年（1959～1971年）
風疹	9年（1966～1975年）
インフルエンザ（A型） ※全粒子ワクチン	約6年（1945年ごろ～1951年）

奥野良信氏による阪大微生物病研究会のワクチンのまとめより

◉驚異的なスピードで進む世界各国のワクチン開発

しかし、新型コロナウイルスに対しては、現在、世界各国が驚異的なスピードでワクチン開発を進めています。

3月中旬、アメリカの製薬会社モデルナ社が世界でいち早くヒトへの臨床試験に入り、フェーズⅠの段階で少人数への安全性を確かめました。

アメリカの独走かと思われましたが、4月には中国がアメリカを追い抜き世界で初めてフェーズⅡの段階に進みました。フェーズⅡでは、そのワクチンの効き目がどれくらいあるのかを数百人規模（被験者は健康な人）で試験します。

「現在、中国のワクチン開発は世界の最先端にいるんです」

これは中国食品医薬品検定研究院の王軍志《おうぐんし》・学術委員会主任委員の発言です。技術力の高さに強い自信を持っていることがうかがえます。

4月下旬、今度はイギリスが名乗りを上げました。米中がワクチン開発で争う中、オックスフォード大学が9月までにワクチンを実用化できる可能性があると発表したのです。

同大学でワクチン開発を担当するサラ・ギルバート教授は、「私はこのワクチンにかなりの自信があります。なぜなら私が以前使った技術だからです」と述べ、イギリスの優位性を強調しました。

ギルバート教授が言及したワクチンは、2012年のMERSウイルスの時に開発され、すでに安全性が確認された技術をベースにしています。すでに1万人規模の被験者を対象にフェーズⅡとⅢの臨床試験が行われていて、5月21日、共同開発している大手製薬会社アストラゼネカが、9月にも4億回分のワクチン供給を始めると発表

ワクチンの開発プロセス

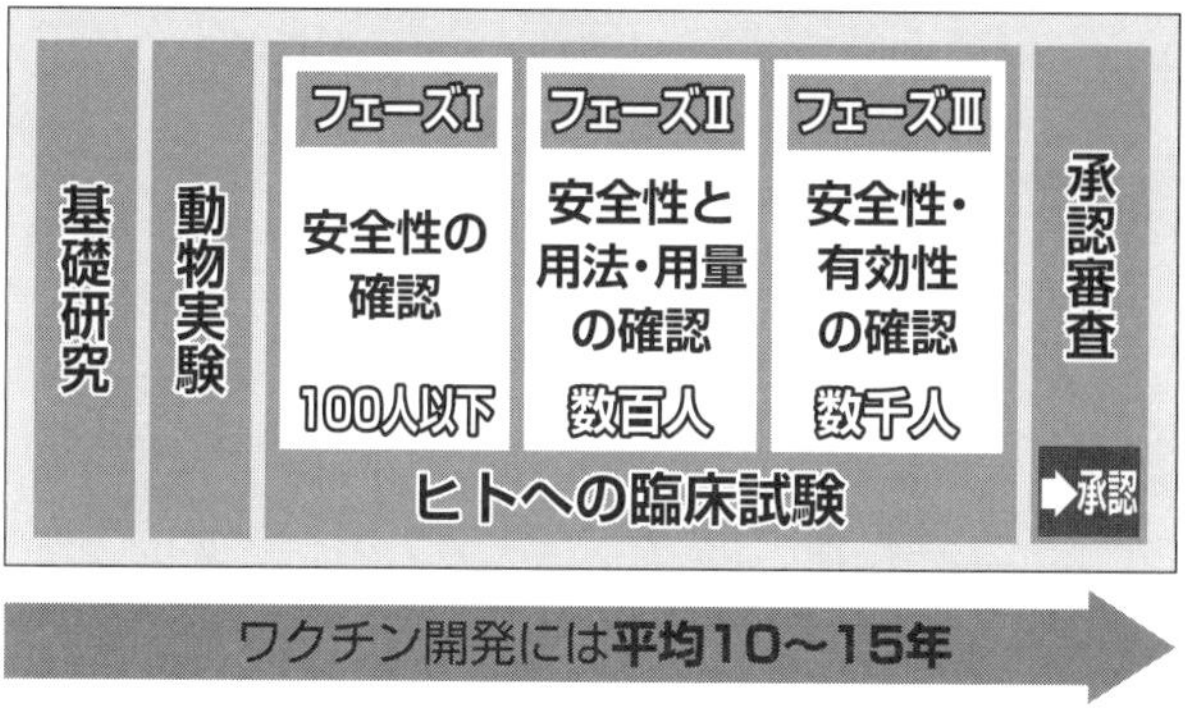

米中英の開発フェーズ

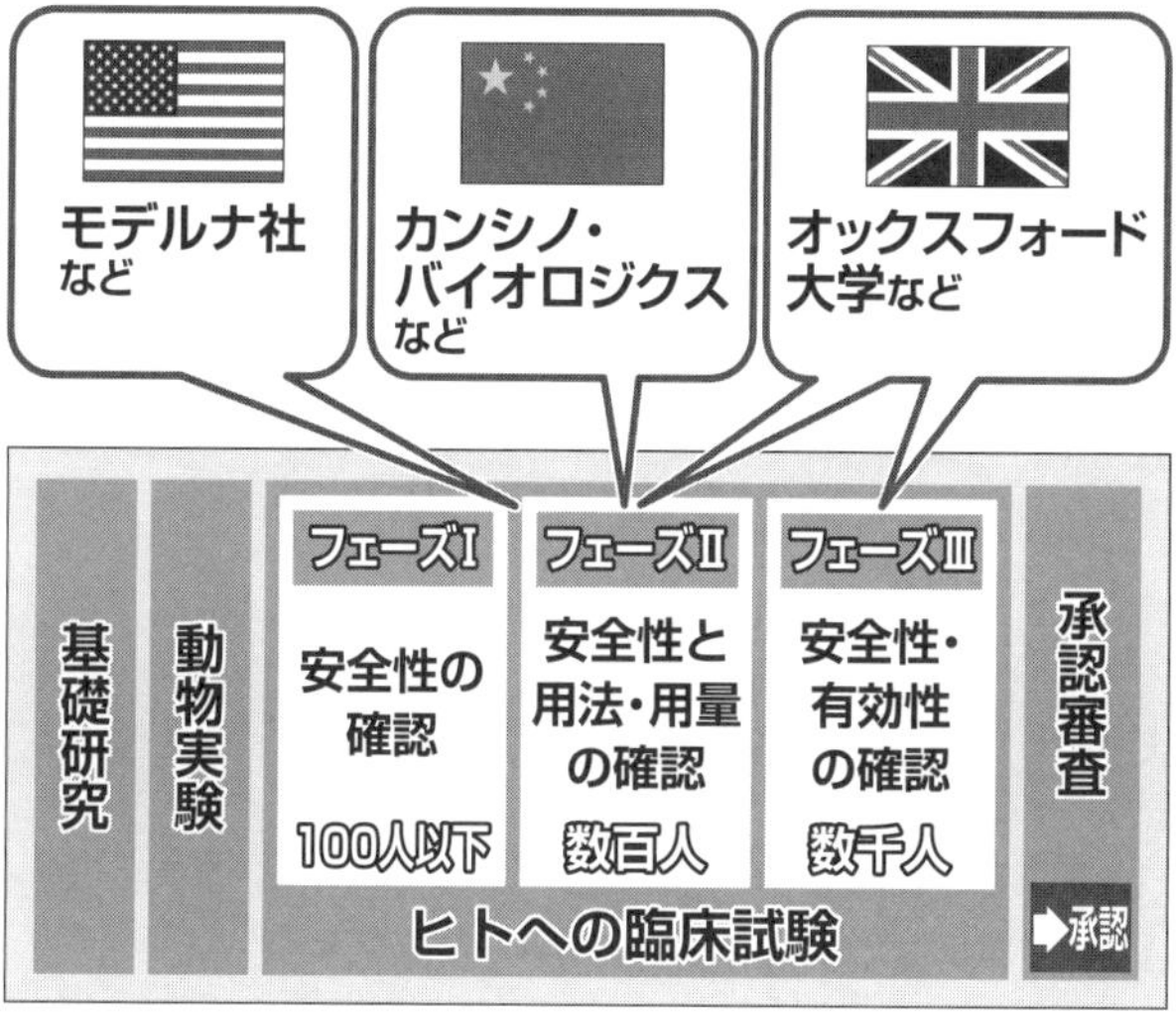

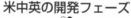

しました。

そんななか、5月上旬、アメリカのモデルナ社がFDA（アメリカ食品医薬品局）にフェーズⅡに進むことを許可され、近いうちに第2段階の治験を開始する見込みと発表。同18日には、さらにレベルアップして7月にフェーズⅢの治験を行うことを明らかにしました。

まさに世界各国で熾烈《しれつ》なワクチン開発競争が行われている状況です。

●「免疫をつくる」とは？

ところで、そもそもワクチンとは何なのか。ワクチンは感染症を予防する薬でしたね。そのワクチンの中には何が入っているのかわかりますか？

病原体です。ただし、病原体そのものを入れると本当に病気になってしまうので、あえて病原体の力を弱くしたり、感染する能力を失わせたりしたものを体内に入れています。これがワクチンを接種するということです。

ワクチン接種によってあらかじめ病原体を体内に入れておくと、体の中に免疫ができて感染を予防することができます。

抗ウイルス薬のところで、免疫細胞は警察官のような存在だと述べました。しかし、そんな頼もしい存在の免疫細胞も、悪さをするウイルスの顔がわからなければ、そのまま見過ごしてしまうことがあります。そこでワクチンを接種することで、悪さをするウイルスはこれだという指名手配書のようなものを体内に入れるのです。すると、警察官役の免疫細胞はそのウイルスの顔をしっかりと覚え、ウイルスが体内で悪さをする前に捕まえてくれます。

これが感染を予防する仕組みで、このことを指して「免疫ができる」とか「免疫をつくる」といいます。

◉ワクチンの製造工程を見てみよう

ワクチンはどのようにして製造されているのでしょうか。インフルエンザワクチンの製造工程の様子がわかるＶＴＲをお借りすることができたので、それに沿って説明しましょう。

初めに行われるのは、ウイルスの培養《ばいよう》です。この培養にはニワトリの卵を使います。ウイルスは生きた細胞の中でしか増えないという特徴があるため、有精卵《ゆうせいらん》（温めてやるとヒヨコになる可能性のある卵）を使って培養します。ピーク時には1日数十万個の卵を使うこともあるそうです。

その卵一つ一つにインフルエンザワクチン製造用のウイルスを接種していき、その後2日間、卵の中でウイルスが増殖するのを待ちます。2日経ってから、卵に光を当て、ウイルスの増殖を確認して、ウイルスが増殖した液体部分だけを取り出します。

次はウイルスを精製する工程です。まず卵から取り出された多くのウイルスを含む液体をタンクに集め、何種類もの濾過《ろか》装置や遠心分離機などを使って不要な成分を徐々に取り除いていきます。すると、ワクチンの元となるウイルスが濃縮された液体が出来上がります。

しかし、このままではウイルスの毒性が残っているので使い物になりません。そこで、ワクチンに使用するために必要な成分、抗原《こうげん》と呼ばれるものを取り出す作業をします。抗原とは、免疫細胞に悪いウイルスだとわからせるための物質です。

ウイルスを精製する工程

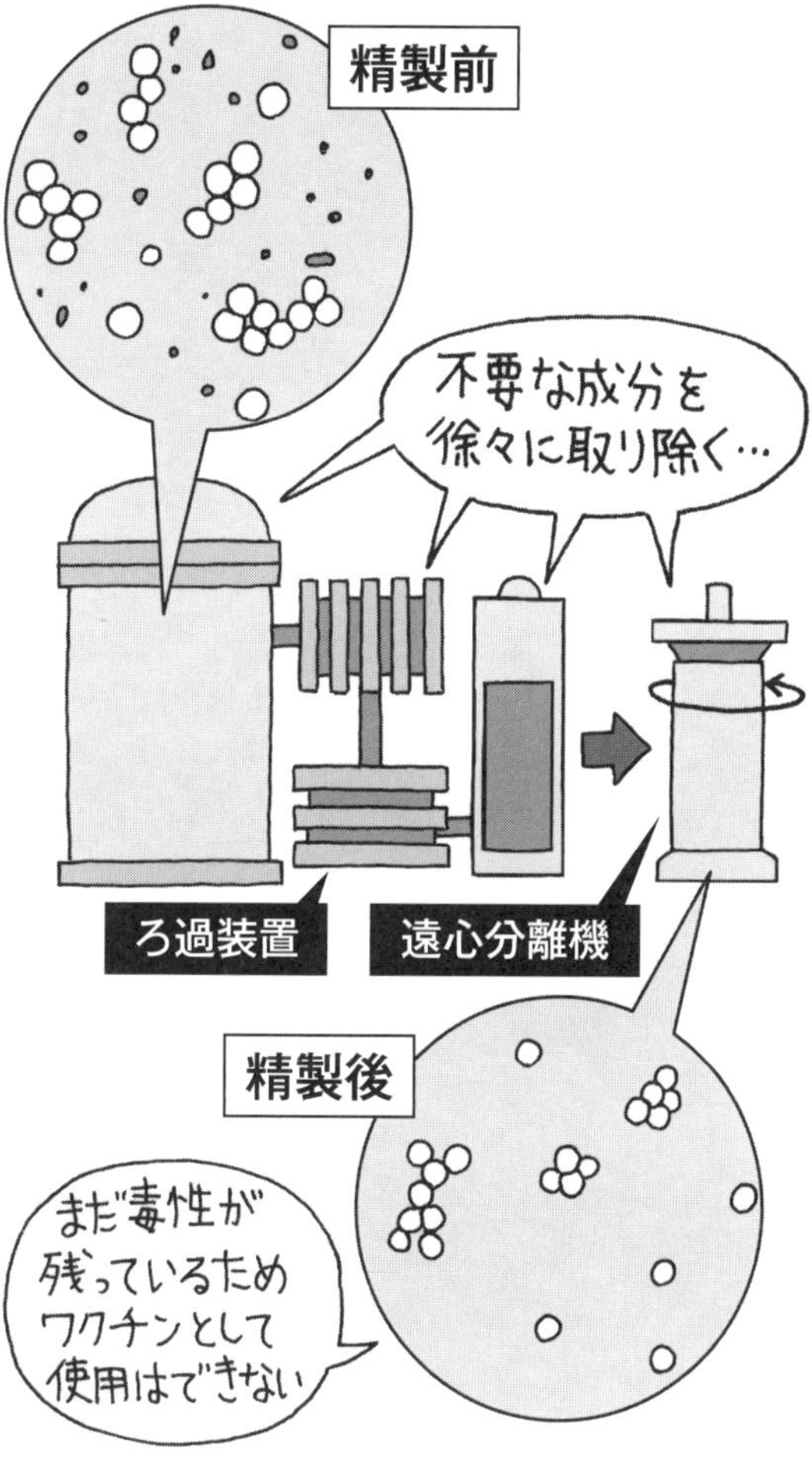

その抗原を取り出すためには、ウイルスをバラバラにしてしまえばいい。こうすることで、ワクチンに必要な成分である抗原を取り出すことができ、ウイルスの毒性もなくなります。

それをさらに精製することで、インフルエンザワクチンの原液ができるのです。

以上、ワクチンを作る工程を簡単に説明しましたが、有精卵の入荷からワクチンが完成するまで、約250項目もある検査やテストを経て作られています。

●なぜ、こんなに早く開発できるようになったのか？

新型コロナウイルスのワクチン開発に関しては、先ほど述べたように、秋にも実用化できるという話も出ています。なぜこんなに早いのかと疑問に思っている人もいると思います。

たとえば、いち早く臨床試験に入ったアメリカ・モデルナ社のワクチンの開発方法は、卵を使って製造する方法とは全く違った技術で開発されています。前者の開発方法は、ウイルスの遺伝子をヒトに注入するというものです。

「抗原」を取り出すために、ウイルスをバラバラにする

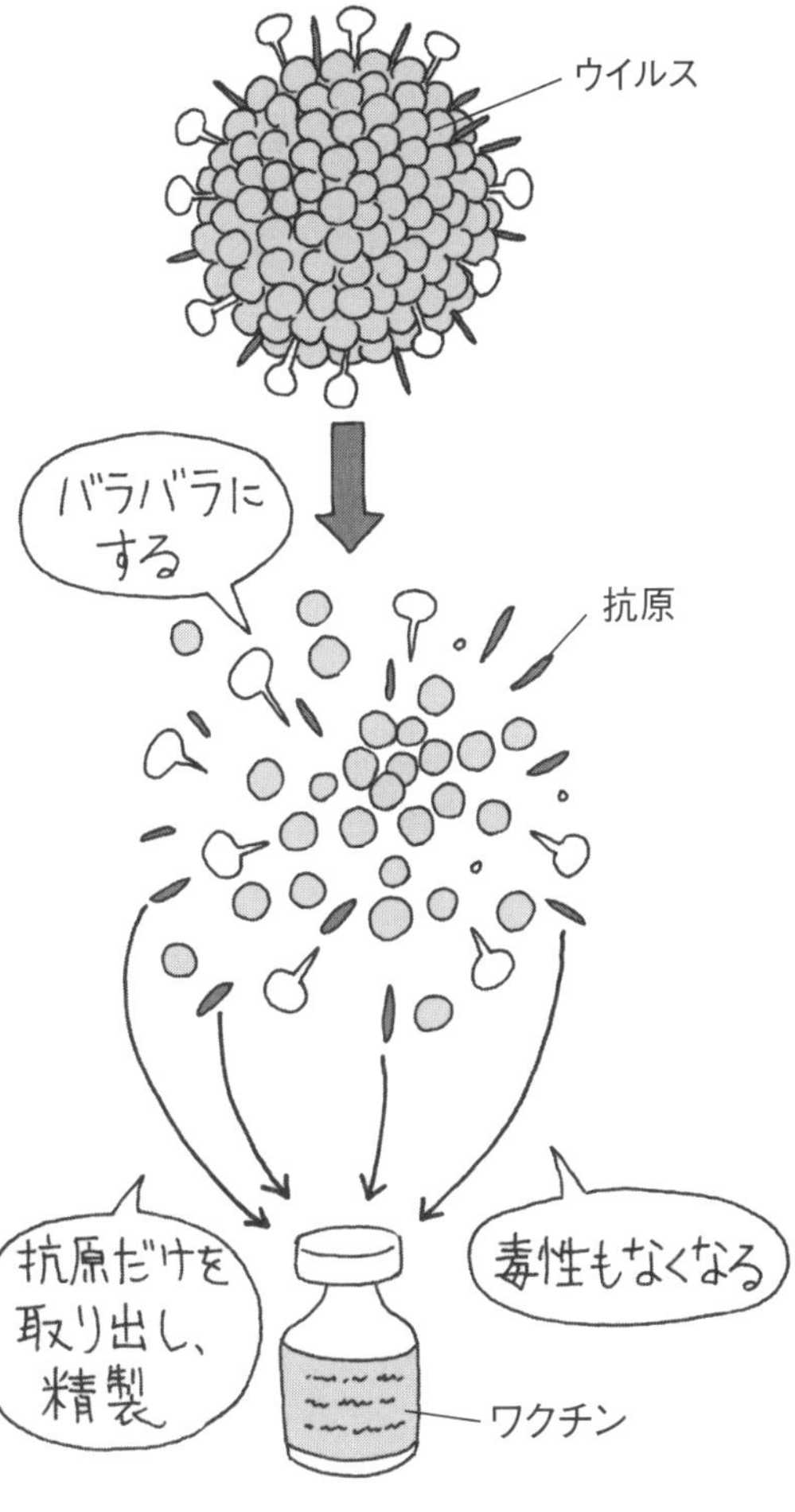

両者を比較した図を用意しました。

インフルエンザワクチンの場合は、①ニワトリの有精卵の中でウイルスを培養し、②精製・濃縮して、③そこから抗原を抽出し、④人間に接種して抗体（免疫）をつくります。

一方、現在開発中のワクチンは、①ウイルスの遺伝子を人工的に作り出して、②人間に接種し抗体（免疫）をつくるというやり方で、面倒な工程を省略して一気に製造することができます。

卵を使う方法と比べ短期間で製造できるため、開発も早く進むというわけです。

遺伝子を人工的に作り出すことについては、その基本的なやり方は30年以上前からわかっていたのですが、今までヒトへの臨床試験に成功して実用化した例はありません。言葉で説明すると簡単そうに聞こえますが、30年間、いろいろ試行錯誤が続いてきてまだうまくいっていないのです。

しかし、今回はとりわけ緊急を要するので、この技術で一挙にワクチンを作ろうと世界各国が全力で取り組んでいます。もし新型コロナで臨床試験が成功して、本当に

新型コロナウイルスのワクチン開発は、なぜ早いのか?

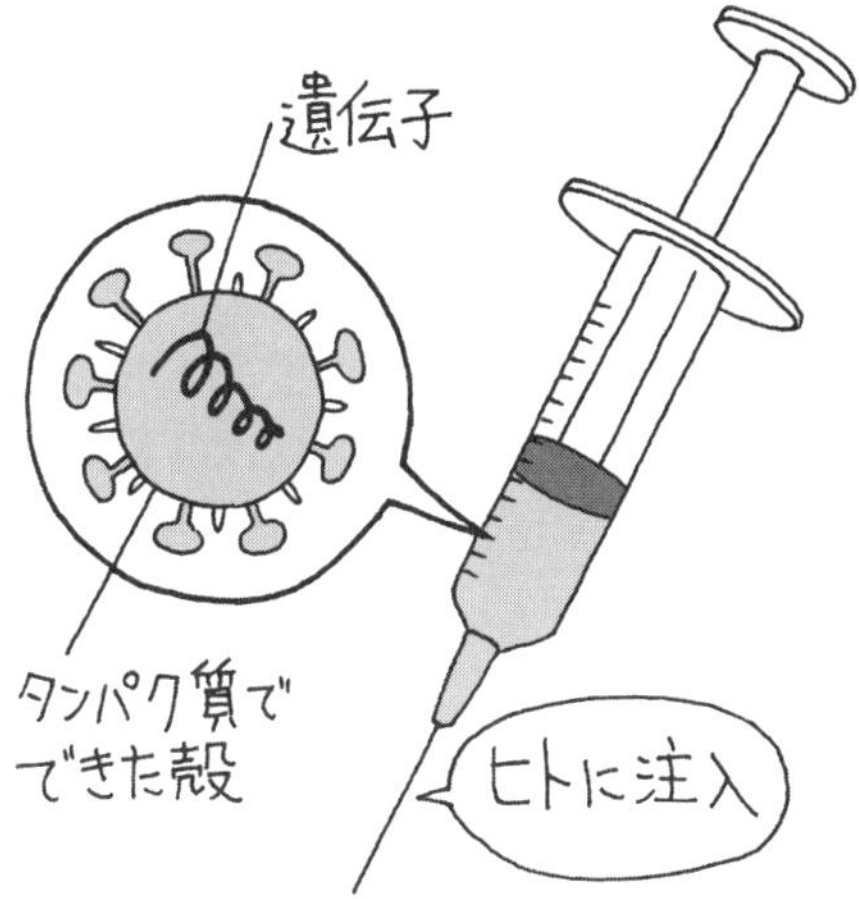

ワクチン製造工程の比較

インフルエンザワクチン	いち早く臨床試験に入った新型コロナウイルスのワクチン
1 ニワトリの卵でウイルスを培養 ↓ 2 精製・濃縮 ↓ 3 体内に免疫システムをつくらせる「**抗原**」を抽出	1 ウイルスの「**遺伝子**」を人工的に作り出す
↓	↓
4 ヒトへ接種し抗体（免疫）をつくる	2 ヒトへ接種し抗体（免疫）をつくる

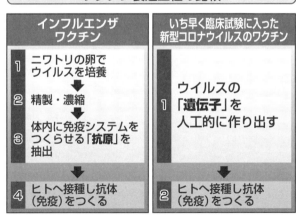

ヒトへの有効性と安全性が確認されれば、今後あらゆる感染症に対してワクチンの開発期間を短くすることができると期待されています。

ウイルスは感染拡大の過程で変異して、別物に姿を変えるという問題があります。一般にRNAウイルスは、DNAウイルスと違って変異しやすい性質を持ち、新型コロナウイルスも、もうすでに微妙に少しずつ変わってきています。ただ、全く違ったウイルスにならない限りは、今回、ワクチンが実用化されれば、だいたいカバーできると考えられています。

第6章

続々登場！　日本の治療薬
——治療薬はいつできるのか？

◉期待が高まるメイドインジャパンの薬

抗ウイルス薬とワクチンの開発が急がれているのは、新型コロナウイルスの世界的な感染拡大を終息させるためですが、同時に、今後起き得る第2波に備えるためでもあります。

ここへきて、新たに注目される日本の治療薬も続々と登場しています。

5月14日、安倍総理が記者会見において、期待する三つの日本の治療薬の名前を挙げました。

「フサン、アクテムラ、イベルメクチン。いずれも日本が見いだした薬です。この（新型コロナウイルス）感染症への有効性が確認され次第、早期の薬事承認を目指す考えです」

安倍総理が挙げた「フサン」は、34年前に日本で発売された主に膵炎《すいえん》の治療薬です。東京大学医科学研究所が、新型コロナウイルスが細胞に侵入するのを防ぐ可能性があると発表し、5月に臨床研究が始まりました。

新型コロナウイルスの治療薬として注目「フサン」

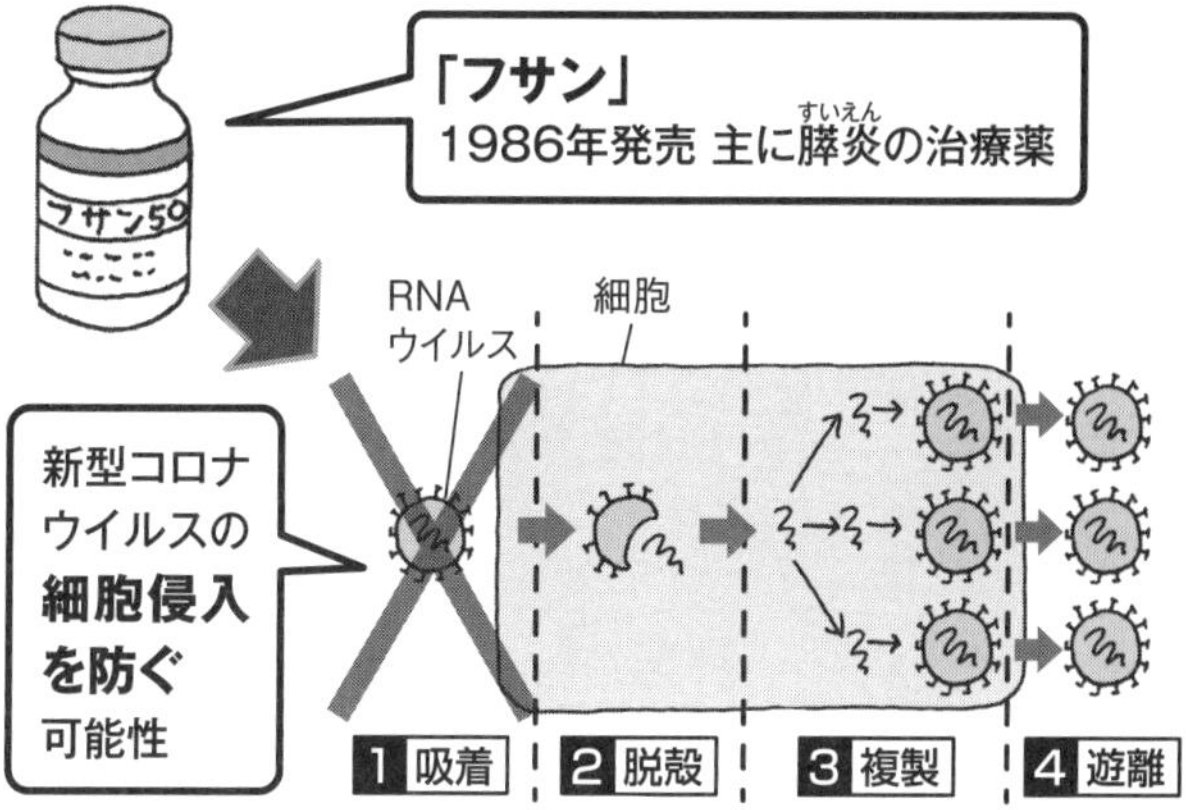

約40年前に開発された抗寄生虫薬「イベルメクチン」は、新型コロナウイルスが細胞内で複製するのを防ぐ可能性があるとして話題になりました。実は、開発者の北里大学・大村智《おおむらさとし》特別栄誉教授は、このイベルメクチンが契機となって2015年にノーベル医学・生理学賞を受賞しています。

アメリカ・ユタ大学の研究チームが、臨床研究でイベルメクチン投与により死亡率が約6分の1に低下したと発表したのが4月。これを受けて北里大学が臨床試験などの検討に入りました。

ただ、この論文は6月上旬、患者のデ

治験の結果が待たれるイベルメクチン

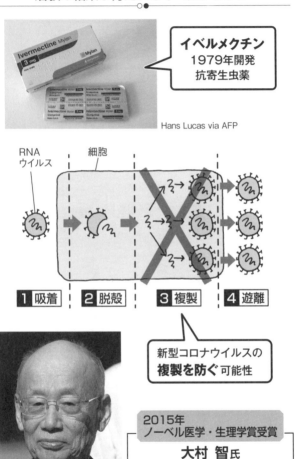

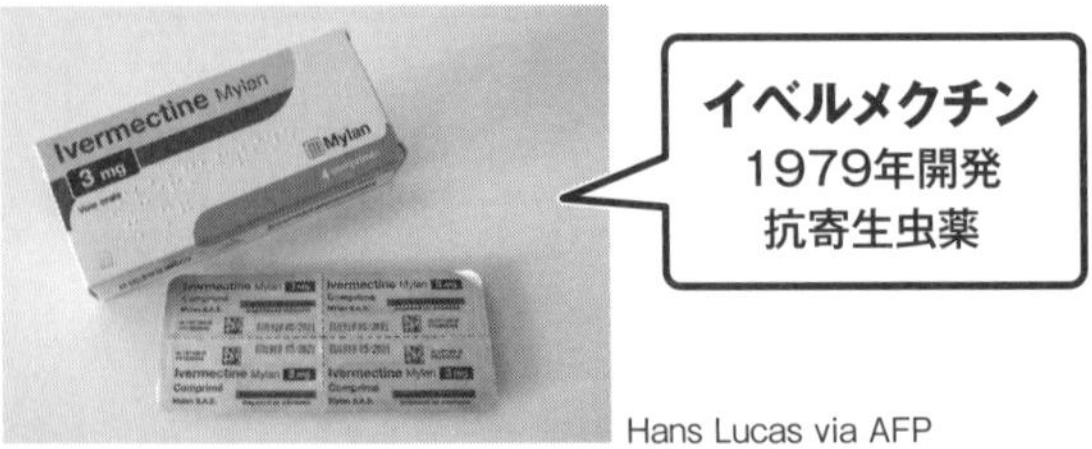

Hans Lucas via AFP

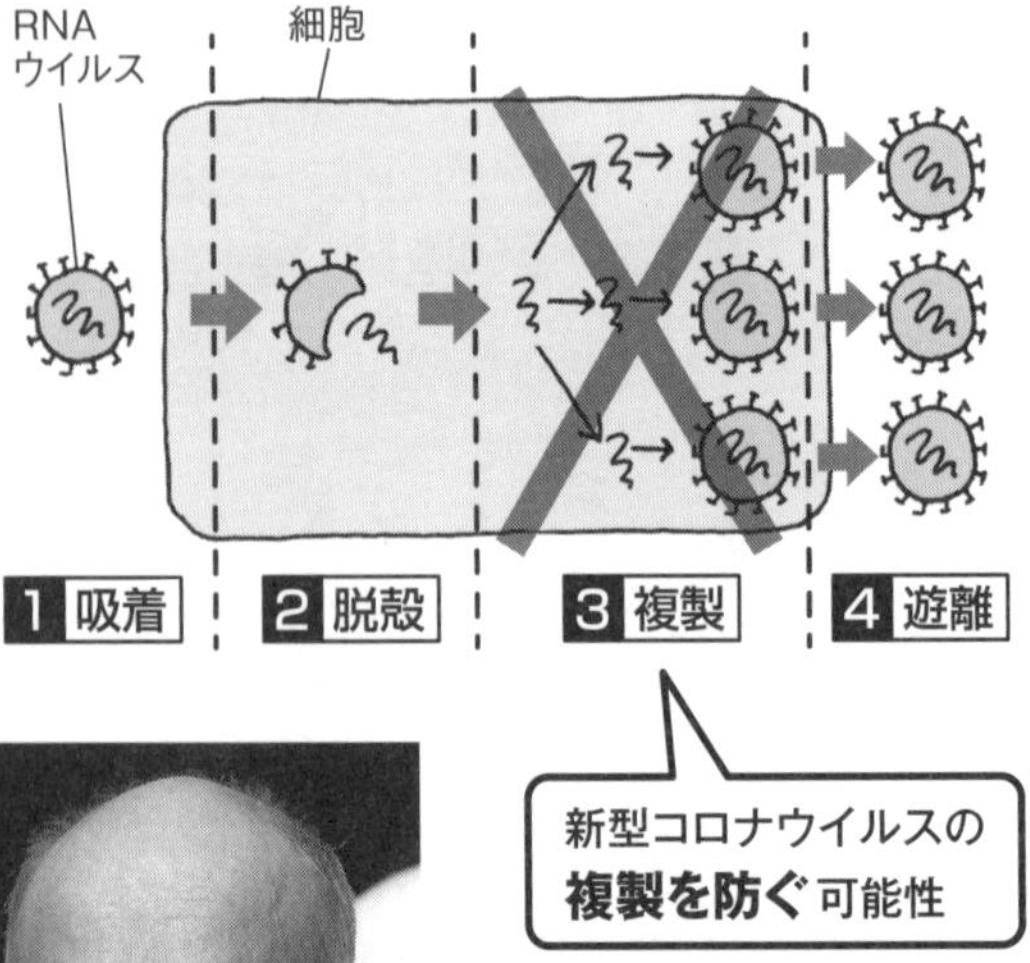

時事通信

2015年
ノーベル医学・生理学賞受賞

大村 智氏
北里大学 特別栄誉教授

ータの信用性に疑問符が付き、取り下げられました。取り下げを報じた『日本経済新聞』（6月8日電子版）は、「北里大学・大村智記念研究所の花木秀明センター長は『新型コロナに対するイベルメクチンの効果は、別の論文で実験室レベルで確かめられている。国内での治験は予定通り進める』と話した」と伝えています。治験の結果が待たれるところです。

◉「アクテムラ」は「最後の砦」となるか

この二つの薬の働きは、ウイルスの増殖を抑えるというものでした。しかし、全く違う働きの薬にも注目が集まっています。それが「アクテムラ」です。

アクテムラは現在、関節リウマチなどの治療に、2005年より世界110カ国以上で承認されています。

免疫の暴走については、第4章で詳しく説明しました。抗ウイルス薬も効き目がなく、新型コロナウイルスが増殖すると、免疫が暴走して重症化してしまいます。アクテムラは、この免疫の暴走を抑えると考えられているのです。

免疫の暴走を抑えると期待できるアクテムラ

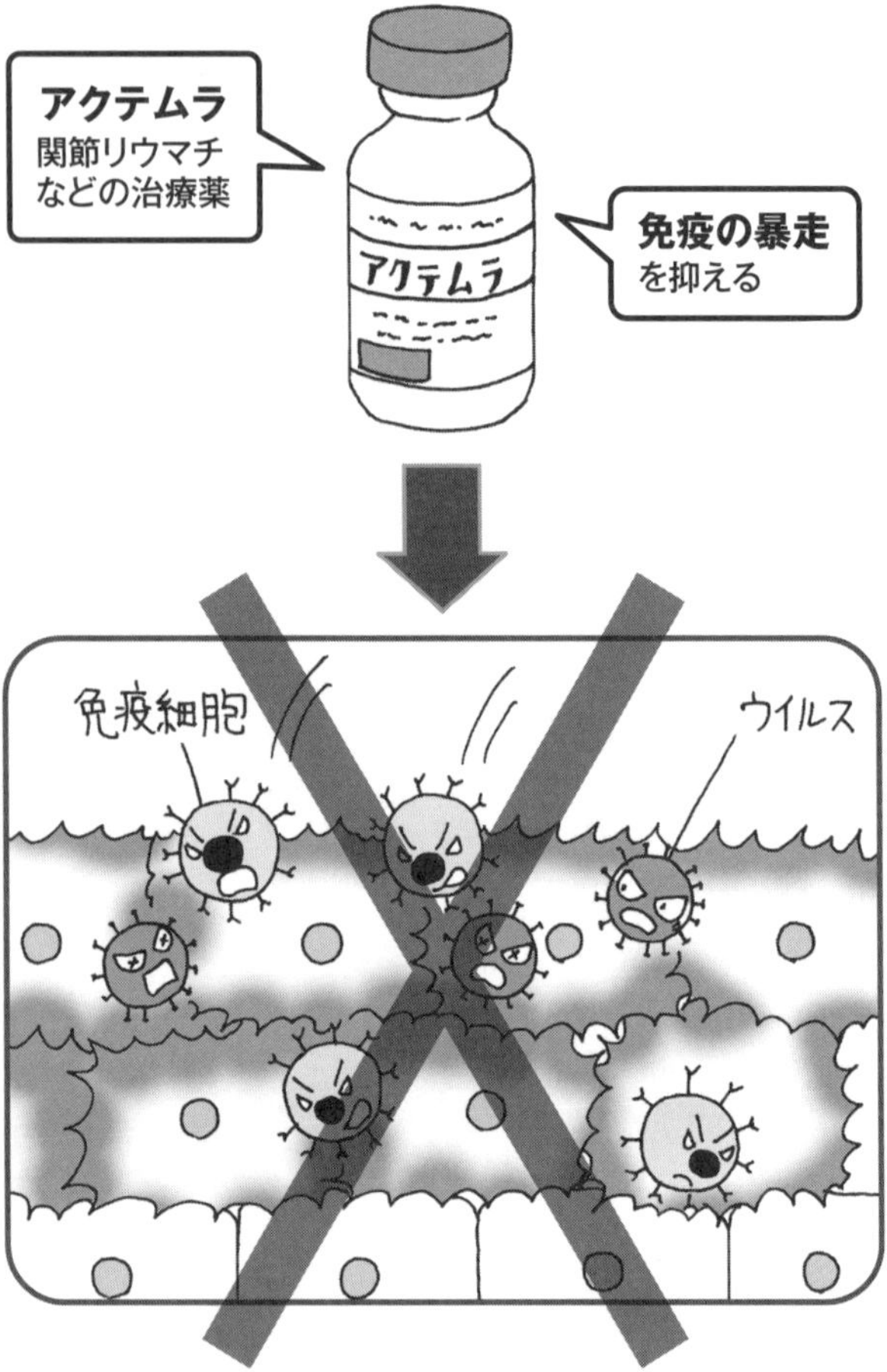

アクテムラを発案し、研究開発を牽引《けんいん》した

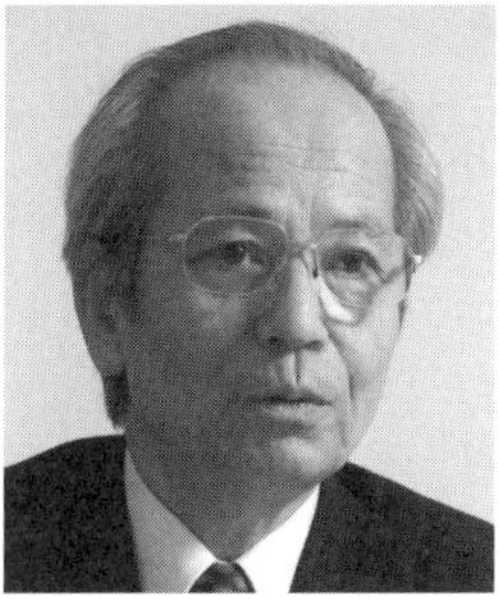

本人提供

2005年当時 アクテムラ開発リーダー

大杉義征氏

大杉バイオファーマ・コンサルティング会長

２００５年当時、開発リーダーだった大杉義征《おおすぎよしゆき》さん（大杉バイオファーマ・コンサルティング会長）が取材に答えてくれました。

大杉　抗ウイルス剤やワクチンも開発されてくるだろうと思うんですけど、それでも完全にこの新型コロナウイルスを防ぐことは、なかなか難しいのではないかと思います。アクテムラというのは、最後の砦《とりで》ということを言えば、「最後の砦」になるということだと思いますね。だから、病気の進行それぞれの段階において違った薬剤が必要になってくる、という

ことだと思います。

製薬会社によると、現在臨床試験を行っており、良好な結果が得られ次第、承認申請を目指すとのことです。

◉複数の薬の併用が治療効果を強める

さらに、こんな研究もあります。国立感染症研究所が取り組んでいるのは、複数の薬の併用です。

新型コロナウイルスに対して約１５００種類の既存薬を試し、効果や組み合わせを検証しました。それによって4月、ＨＩＶ治療薬と脱毛症治療薬を併用することで、ウイルスの吸着と複製を、それぞれの段階でブロックする可能性を発見したのです。

開発リーダーの主任研究官・渡《わた》士《し》幸《こう》一《いち》さんは、複数の薬の併用が効果を強めるだけでなく、ウイルスの変異にも対応すると述べています。

複数の薬の併用で治療効果を高める

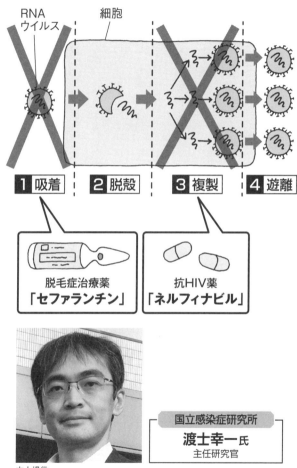

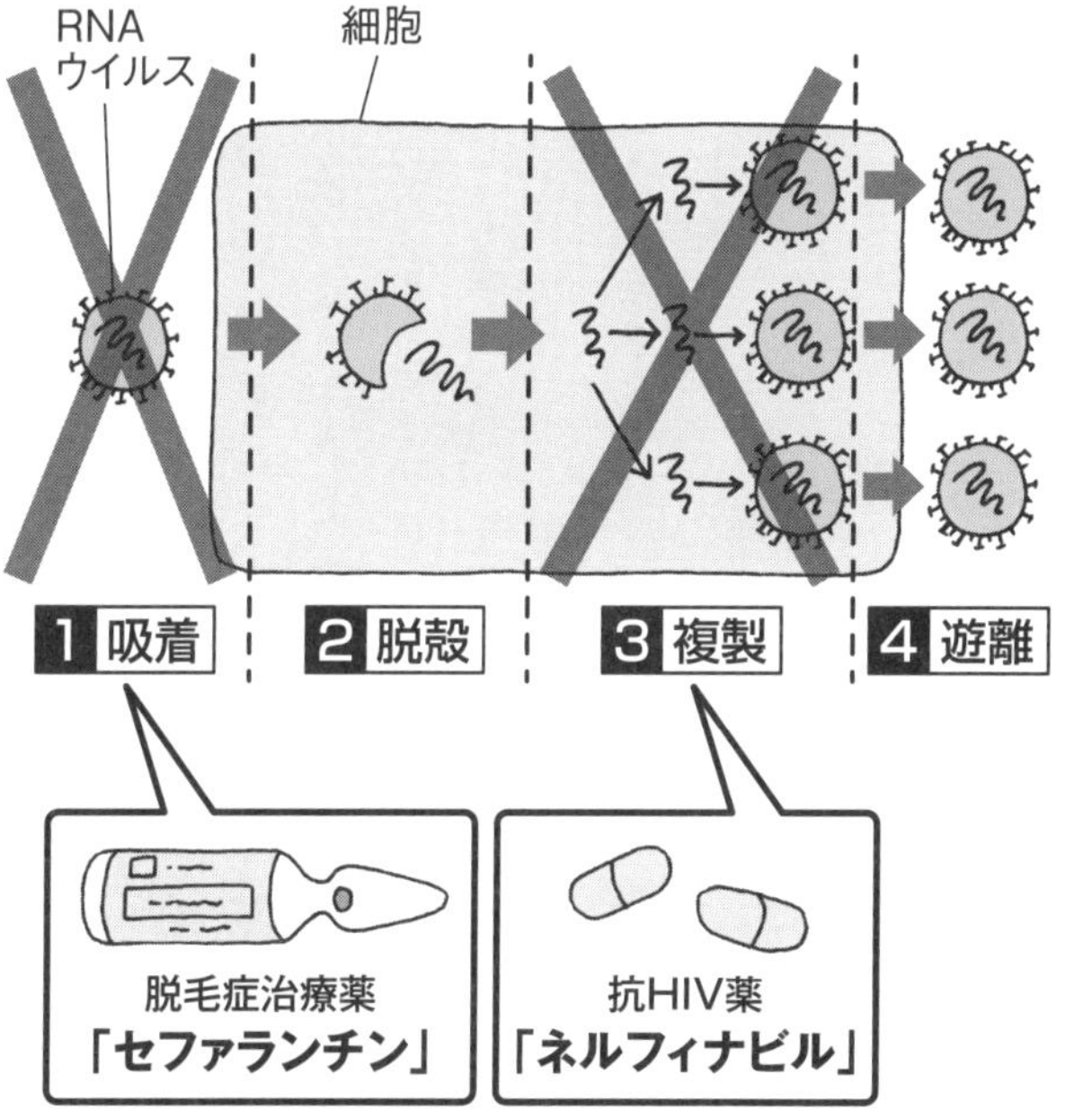

本人提供

国立感染症研究所
渡士幸一氏
主任研究官

渡士　1＋1が必ず2になるわけではなくて、場合によっては1＋1が3あるいは4というふうに、それを相乗的効果と言うんですが、二つの薬を同時に投与しますと薬効が飛躍的に強まります。さらに薬剤耐性（薬が効かなくなること）の出現を抑える効果も期待できます。（パンデミックの）第2波、第3波が、ひょっとすると少しウイルスの性質が違うものが来るかもしれない。できるだけ私たちがいろんな武器、鋭い武器を持つ必要があると思うんですけど、そういうもの（鋭い武器）を探していくということが重要なんじゃないかと思っています。

　このように、日本でも新型コロナウイルスと闘うため、新たな武器の研究開発が続けられていきます。

第7章

パンデミック第2波に備えよう
――人類が打ち勝つために

◉日本のワクチン開発の現状は？

三つのメイドインジャパンの治療薬候補を見てきましたが、ワクチンも日本で開発が進められています。

今、日本では大阪大学と製薬会社のアンジェスなどがワクチン開発に取り組んでいます。第5章で使った図をもう一度掲げますと、日本はつい最近まで、動物実験の段階でした。図でわかるように、アメリカ、イギリス、中国に先を越されており、これから後を追うことになります。

アンジェスは6月25日、近く大阪市立大学医学部附属病院で少人数の臨床試験を始めると発表しました。新型コロナウイルスのワクチンでは、これが国内初の臨床試験になります。

アンジェスが開発中のワクチンはDNAワクチンです。当初の大阪府の発表によると、まず少人数の臨床試験から始め、安全性に問題がない場合、10月に数百人規模の臨床試験を行うということでした。臨床試験では、安全性と用法・用量、つまりどの

ワクチン開発状況

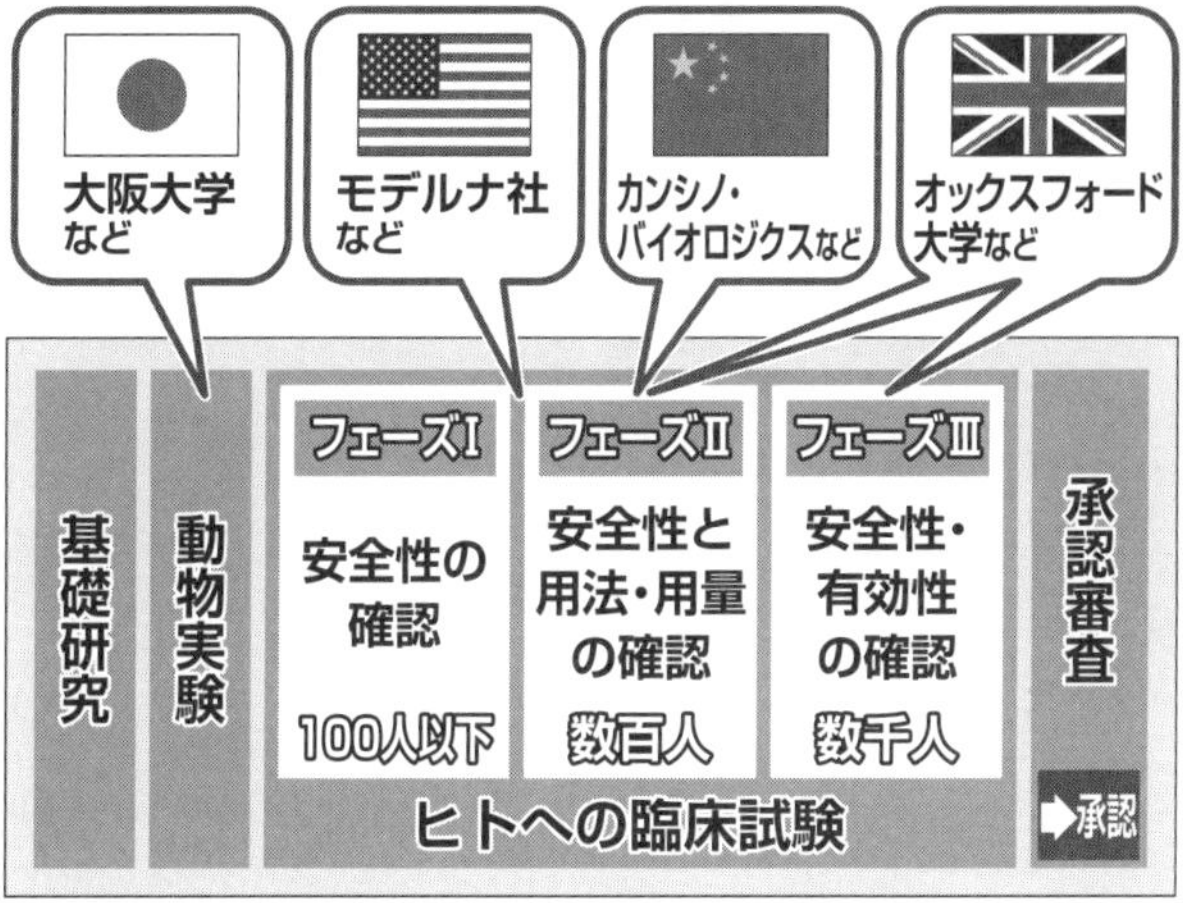

くらいの量のワクチンを接種すれば効果があるのか確認する必要があります。この確認をした上で、最終的に２０２１年春から秋にかけての実用化を目指すとしていました。

しかし、アンジェスは6月30日、「第1／2相臨床試験」（フェーズⅠとⅡを同時に行う臨床試験）を同日から7月31日までの予定で行うと発表しました。今後、大阪大学医学部附属病院でも同様の臨床試験を行う予定です。アンジェスは両方の結果を確認して大規模な臨床試験（フェーズⅢ）に進みたいとしています。ただ、フェーズⅢの臨床試験がいつになるかは未定で、実用化の時期も今のところ、はっきりとは見通せない状況です。

ワクチン開発においては、有効性に加えて開発スピードが重視されますが、安全性も大事な要素です。急ぎすぎて副作用が見過ごされたら使用することはできなくなります。スピードと安全性の兼ね合いが難しいところです。

●日米で開発予算に大きな差

ワクチン開発には多額の費用がかかります。日米のワクチン・治療薬の開発予算を比べてみました。

アメリカは名付けて「ワープ・スピード作戦」。まるでSF映画かSFアニメの世界ですね。ワープ級ということは、光の速さよりももっと速い、宇宙船が遠くまで一挙に行けるほどの速さということです。どこよりも早くワクチンを開発するんだという意気込みが名前に込められており、実際、開発予算は日本円にして約1兆800億円と巨額です。

日本の予算はアメリカの5分の1程度

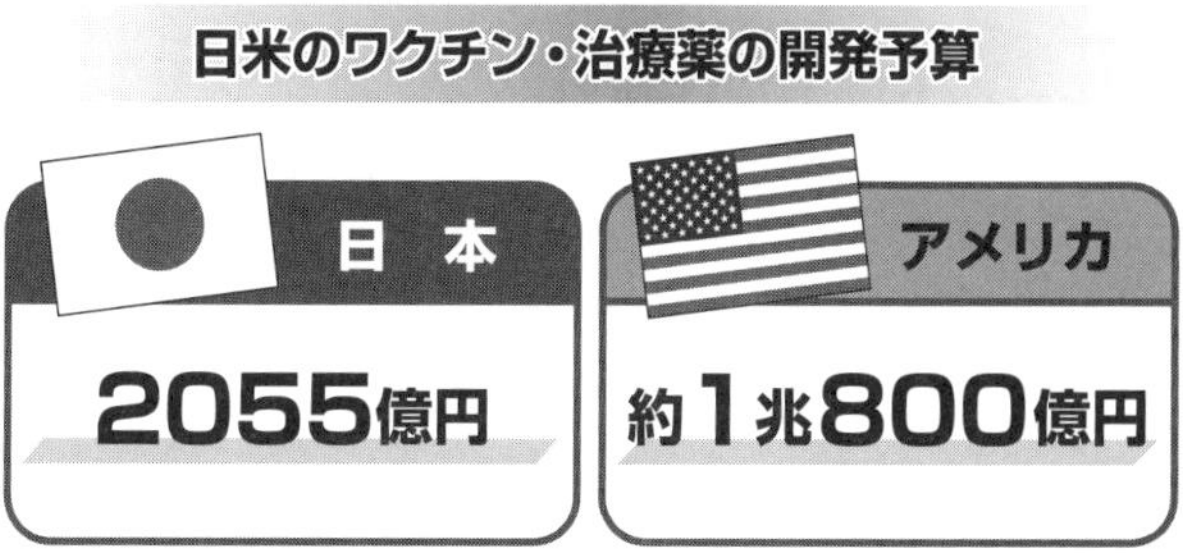

財務省「令和2年度補正予算（第2号）の概要」より

米保健福祉省HPより

一方の日本を見ると、6月12日成立の第2次補正予算に計上された関連予算は2055億円です。結構大きな金額のようにも見えますが、アメリカの5分の1程度。比較すれば、その差は歴然としています。

前に、実用化に一番近いといわれているオックスフォード大学を紹介しました。アメリカは同大学に最大約1300億円の資金を提供しています。これによって、秋ごろに供給される予定のワクチン4億本のうち3億本をアメリカが確保しました。金を出すからできたものはこちらによこせ、というわけです。

感染者数も死亡者数も日本とは桁違いですから、アメリカも必死なのでしょう。それにしても、金にものを言わせてという感じがしますね。

◉日本全国で多様なワクチン開発が進行中

国際的には遅れているように見えても、日本もよく頑張っています。大阪大学とアンジェスのほかにも、目下、全国でワクチン開発が着々と進められています。

中でも注目すべきは、コロナ制圧タスクフォースです。慶應義塾大学を中心に東京大学、京都大学、北里大学など七つの大学と国立国際医療研究センターがチームを組んで、新たなワクチン開発を目指して研究を開始しています。

また、開発中のワクチンの種類も多様です。たとえば、新潟大学が開発を進めているワクチンは、数年から数十年に及ぶ長期間の効果の持続が期待できるといいます。

私たちが秋から冬にかけて打つ季節性インフルエンザのワクチンは、大体数カ月しかもちません。効果が長く続かないという弱点があります。

でも、このワクチンの開発がうまくいけば、非常に長い間、効果が持続するので毎年打たなくても済むようになるかもしれない。そういう期待が持てるのです。

総力戦！　日本のワクチン開発最前線

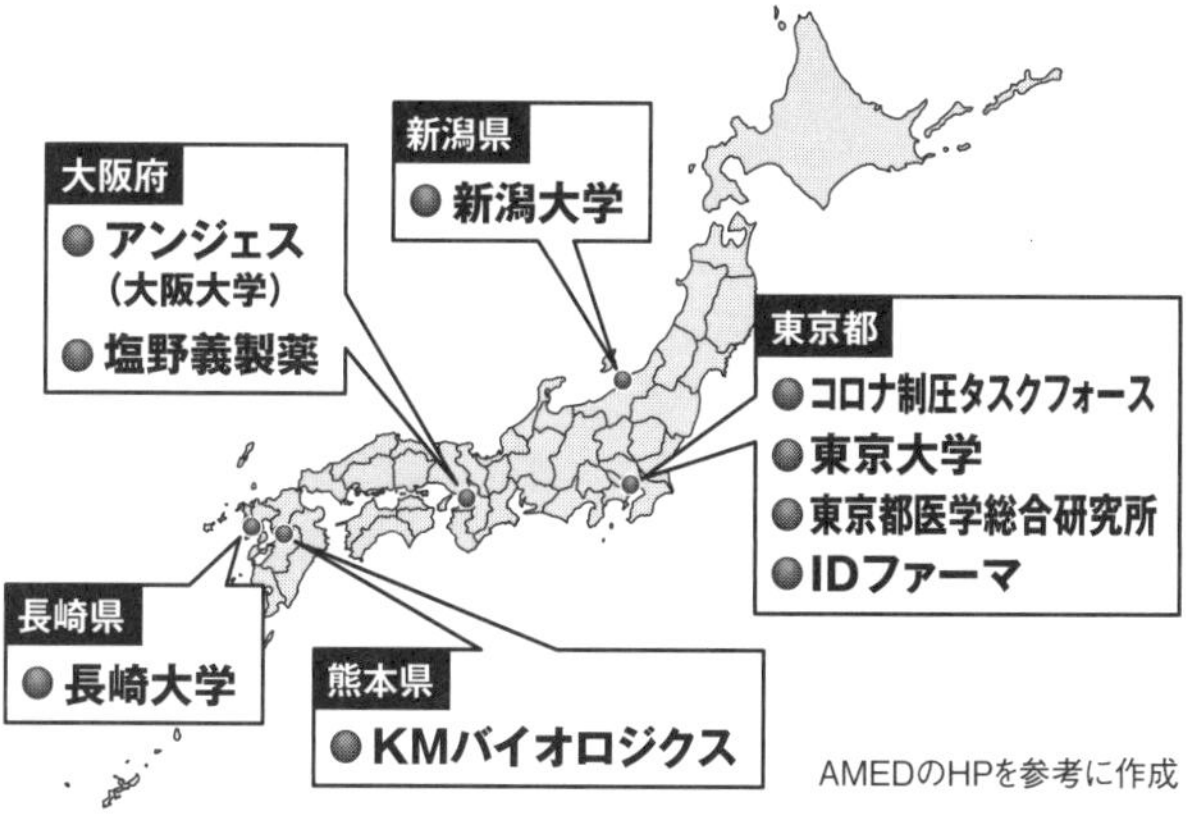

AMEDのHPを参考に作成

◉100年前の恐ろしい教訓

日本や世界各国がワクチンあるいは治療薬の開発を急ピッチで進めているのは、いまだに続く感染拡大を抑えるためと同時に、この先起こり得るパンデミック第2波に立ち向かうためです。

たとえ新規感染者数を低水準に抑え込んだとしても、ワクチンと治療薬の二つが揃《そろ》わなければやはり不安が残ります。特にパンデミックは、第1波よりも第2波の方が恐ろしいことが起こる可能性があり、第1波を乗り越えても安心できません。

100年前に起きたスペイン風邪の時の

一番恐れるべきは第2波

スペイン風邪での死亡率の推移

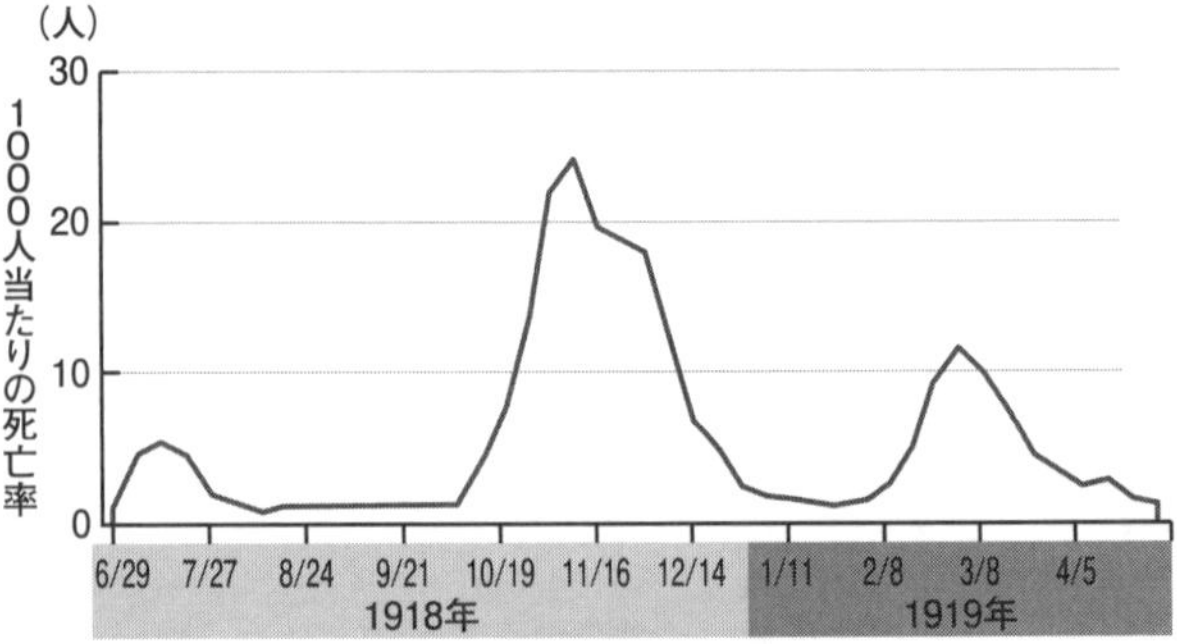

ジェフリー・タウベンバーガー、デビッド・モレンス著
「1918 Influenza: the Mother of All Pandemics」より

様子を知るとその恐ろしさがよくわかります。上のグラフを見てください。スペイン風邪について研究しているアメリカ国立アレルギー・感染症研究所のタウベンバーガー博士が発表したもので、千人当たりの死亡率の推移を表しています。

一番高い真ん中の山は第2波で、左の山が第1波です。博士の研究では、スペイン風邪のパンデミックは3回起こり、第2波が致命的な肺炎を引き起こすウイルスだったと言っています。

第1波が到来し、その後暑い夏が来て一旦収まりました。もう大丈夫かなと思ったら、また寒くなり始めた頃、今度は劇的に死亡率が上がって悲惨な結果をもたらしました。

◉パンデミック第2波で死亡率が10倍に

同じスペイン風邪について、WHOのリポート（『鳥インフルエンザ：過去のパンデミックの脅威の評価』2005年）は、「第2波は（中略）死亡率が10倍に増加したという特徴の爆発的アウトブレイクが見られた」と報告しています。

死亡率10倍とは、ぞっとする数字ですね。こういう現象が起こる理由については、第2波で蔓延《まんえん》したウイルスは、突然変異をして毒性が強くなったためだと言っている研究者もいます。

ということは、新型コロナウイルスの第2波が来る時は、ウイルスがより強い毒性を持つかもしれないということです。

新型コロナウイルスも、少しずつ変異しながら広がっていることは既に述べました。微妙に変わっているその変わり方を見ることによって感染ルートがわかります。日本国内へも、最初は武漢から直接ウイルスが入ってきましたが、最近のものは、武漢か

第2波で死亡率10倍のアウトブレイク!?

> **1918–1919**
>
> Of all pandemics, the one that began in 1918 – in a world wearied by war – is generally regarded as the most deadly disease event in human history. Not only did it kill upwards of 40 million people, but it did so in less than a year. For comparison, total military deaths on all fronts during the first world war have been estimated at 8.3 million over four years.
>
> The beginnings were inauspicious. The first simultaneous outbreaks were detected in March 1918 in Europe and in different states within the USA. The infection then travelled back and forth between Europe and the USA via ships carrying troops and then, by land and sea, to Asia and Africa. That first wave, which took place in the spring and summer, was highly contagious but not especially deadly; its significance as a warning signal was missed. When the second wave began near the end of August, no country was prepared.
>
> The experience was unprecedented. That second wave, which began almost simultaneously in France, Sierra Leone and the USA, saw explosive outbreaks characterized by a 10-fold increase in the death rate. The disease had features that were not seen before and, fortunately, have not been seen since. Deaths from influenza, whether during seasonal epidemics or pandemics,

第2波は（中略）
死亡率が10倍に
増加した
という特徴の
爆発的アウトブレイク
が見られた

2005年 WHO「鳥インフルエンザ：過去のパンデミックの脅威の評価」より

らヨーロッパに行って、ヨーロッパから日本に来たものだということが、遺伝子の変異の分析で明らかにされました。今のところ小さな変異で済んでいますが、これがいずれ大々的に変異してしまうと、毒性が強くなって、別のワクチンを作らなければいけないということも可能性としてはあり得ます。

ただし、これはあくまでも一つの可能性であって、ウイルスは流行を繰り返す過程で毒性が弱くなることもあるのです。

今回の新型コロナウイルスは、毒性が強くなるか弱くなるか、どちらに向かうのか今のところわかりません。小さな変異だけにとどまるかもしれませんし、強毒化するかもしれない。あるいは、害を与えなくなる方に変異するかもしれない。そうなってくれれば一番いいのですが、これは私たち人間の力では決められないことです。何しろこれまで人類が経験したことのないウイルスですから、まだよくわからないところがあります。わからないからこそ油断は禁物です。

◉専門家会議の提言とWHOリポート

5月29日、政府の専門家会議が新たな提言を公表しました。これも第2波への備えを強く意識した内容となっています。

主な項目としては、医療提供体制の強化、検査体制の強化、感染予防対策強化などで、これまでの課題を整理した上で対応策や今後の方向性を示しています。

たとえば「検査体制の強化」では、検査が必要な者に対し迅速なPCR検査が行えなかった要因として、保健所の業務過多や検体採取機関の不足、検査機関のキャパシティ不足を挙げ、また検査結果の把握においても正確性や迅速性の点で問題があった

専門家会議提言

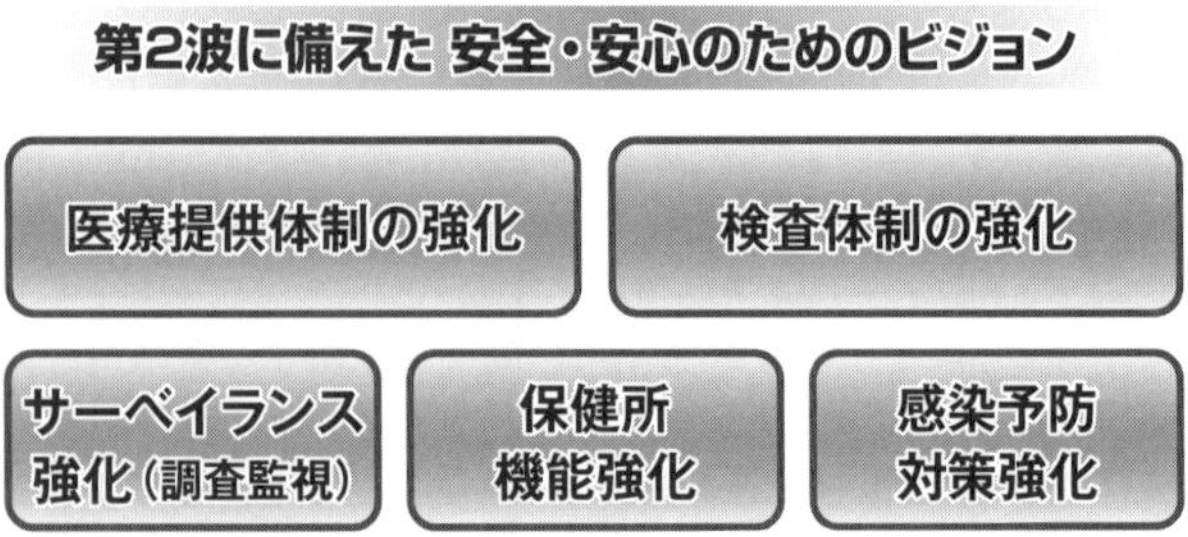

5月29日付 専門家会議「新型コロナウイルス感染症対策の状況分析・提言」より

として、それぞれの課題への対応策を明記しました。

さらに、ＷＨＯが出した前述の２００５年のリポートに「過去三つのパンデミックからの教訓」という項目があり、ここに第2波に備えるための大事なポイントが書かれています。

三つのパンデミックとは、スペイン風邪、アジア風邪、香港風邪のことです。当時、日本では風邪とインフルエンザの区別がついていなかったので三つとも「――風邪」と命名されましたが、今から見ればこれらはインフルエンザです。

１９５７年から58年のアジア風邪、１９６８年から69年の香港風邪は、日本でも多くの感染者、死亡者を出しました。その割に現在では忘れ去られているようです。

過去の歴史から学ぶこと

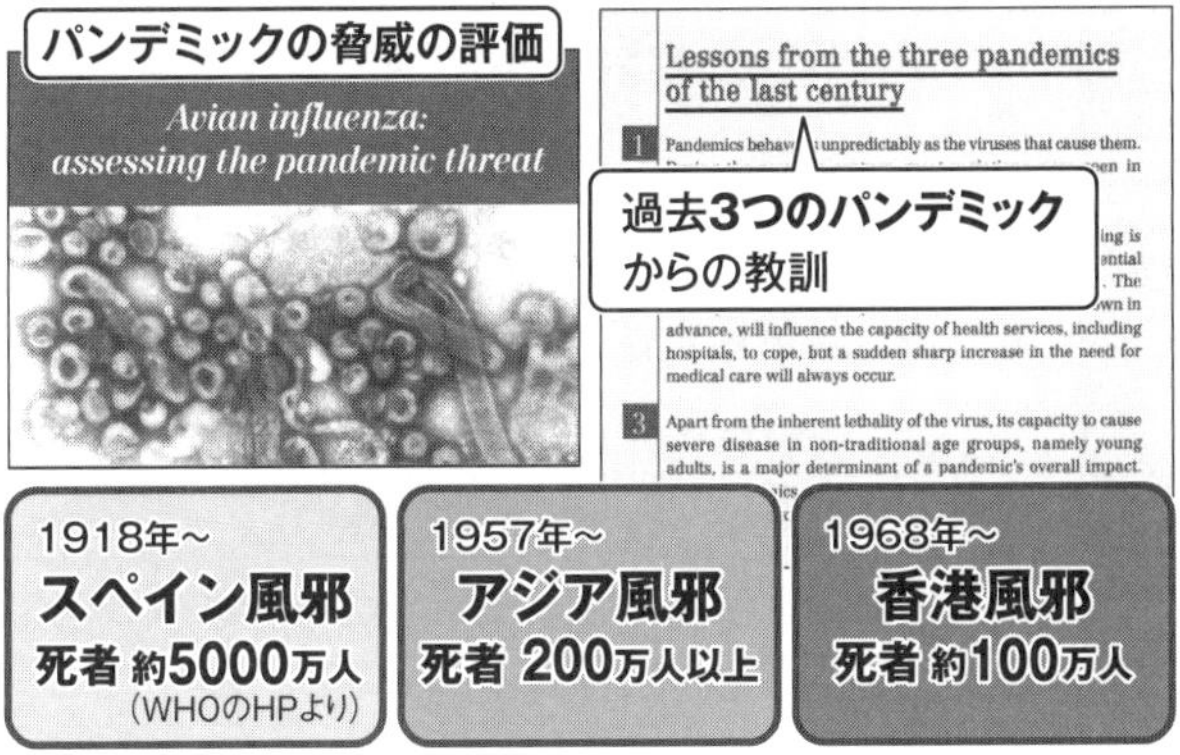

2005年 WHO「鳥インフルエンザ：過去のパンデミックの脅威の評価」より

◉日本人が知っておきたい WHO「12の教訓」

WHOは三つのパンデミックから12の教訓を引き出しました。この中には、私たちにとって参考になるものがいくつも含まれています。

まず「1 パンデミックの感染拡大のパターンは予測できない」。

感染拡大の第2波が来ても、それがどういうものになるかわからないと言っています。たとえば、新型コロナウイルスの主な感染経路は、咳《せき》やくしゃみなどによる飛沫《ひまつ》感染、そして接触感染だといわれています。

WHO過去のパンデミックから得た12の教訓

1	パンデミックの**感染拡大のパターンは予測できない**
2	感染者の急激な増加による**医療機関の需要拡大**
3	**若年成人に重篤な疾患**を引き起こす
4	第1波で**影響を受けなかった年齢層および地域は第2波に脆弱**である可能性がある
5	WHOの研究機関ネットワークの**ウイルス学的調査は重要な役割**を果たした
6	ほとんどのパンデミックは、**アヒルやブタの近くに居住する密集地区**があるアジアの一部で発生した
7	いくつかの**公衆衛生による介入**は、パンデミックの拡大を遅らせることはできたが、**止めることはできなかった**
8	感染の**ピークの波を平ら**にし、拡大を遅らせることが望ましい
9	パンデミックでの**ワクチンの効果**は潜在的には大きいがまだ**検証の余地**がある
10	ワクチンを最初に受け取ることができるのは国内に製造設備がある国である
11	連続する波の間隔は**1カ月と短い**場合がある
12	**子供**や**高齢者**、**基礎疾患**のある人は高い死亡率

しかしウイルスが突然変異して、これはあくまで仮定の話ですが、ひょっとして空気感染するなどということになったら、感染経路が変わってしまい、これまでの対策が役に立たないということにもなるわけです。そういうことも想定して準備しておく必要があります。

次が「7 いくつかの公衆衛生による介入は、パンデミックの拡大を遅らせることはできたが、止めることはできなかった」。

公衆衛生による介入とは、治療薬や人工呼吸器などを使った医療とは別の手段による介入です。マスクを着用する、咳やくしゃみに気をつける、手を石けんで洗う、感染リスクのある場所を消毒するといったことです。学校・大学の臨時休校、外出自粛や休業要請、「三密」を避けるなど日本のクラスター（集団感染）対策も、感染拡大を遅らせて、一度に多くの感染者を出さないことを目的としていました。しかし、WHOの教訓は、これだけではパンデミックを止めることはできないと示唆《しさ》しています。

10番目は「ワクチンを最初に受け取ることができるのは、国内に製造設備がある国である」。

国内にワクチンの製造設備があれば、その国の国民に優先的に使えます。他の国が製造すれば、まず自国の国民に使って余ったら海外に提供しようという発想になるのは当然の話です。その場合、なかなか日本には入ってこないことになります。そう考えると、自国民のために国内生産ができる体制を作っておくことが不可欠だと言えます。

◉日本にとって最も怖い教訓とは？

最後に、この12の教訓の中で日本にとって最も怖いのが、4番目の「第1波で影響を受けなかった年齢層および地域は、第2波に脆弱《ぜいじゃく》である可能性がある」です。どういうことかと言うと、日本は世界的に見て新型コロナウイルスへの感染者数が少なく、死亡者も残念ながら多数出ているとはいえ、海外と比べるとそれほどでもないという状況です。つまり、日本は第1波であまり影響を受けなかった地域に入るのかもしれません。ということは、このWHOの教訓に照らせば、第2波に対して脆弱である可能性があるのです。

気になるのは地域だけではありません。年齢層にも注意を払うべきです。今回は特

日本にとって怖い教訓

WHO 過去のパンデミックから得た12の教訓

＝

第1波で影響を受けなかった
年齢層および地域は
第2波に脆弱《ぜいじゃく》である
可能性がある

2005年 WHO「鳥インフルエンザ：過去のパンデミックの脅威の評価」より

に高齢者が重症化しやすい傾向が見られました。しかし、WHOの教訓が的を射ているとすれば、第2波は若年層に深刻な影響を与える可能性があります。

スペイン風邪では、実際に第2波でとりわけ若い人たちが重症化しました。そういう経験を踏まえると、今回、海外と比べて影響が少なかった日本は、若年層を含むあらゆる年齢層に対して、より一層注意を払って備えなければいけないでしょう。私たち一人一人がWHOの教訓を警告と捉えて、よくよく肝に銘じなければいけないと思います。

◉池上彰からのラストメッセージ

私たち人類は長い歴史の中で感染症と闘ってきました。たとえば100年前に世界を襲ったスペイン風邪。あの時人類は敗北してしまいました。何千万という考えられないほど多くの犠牲者が出たのです。でも、人類はそこから教訓を学んで、今私たちは新たな感染症に立ち向かうことができるようになっています。それが歴史に学ぶということです。

新型コロナウイルスでも、緒戦は負け戦だった部分があります。大勢の犠牲者が出てしまいました。しかし、今また多くの人たちが闘うために立ち上がっています。人類はこれまでも打ち勝ってきたのだから、これからも必ず打ち勝つことができるんだという自信と希望を持って立ち向かうこと。そういう心構えが私たちに求められています。

そして、早くワクチンができることを望みたいと思います。

著者略歴

池上 彰 (いけがみ・あきら)

1950年、長野県松本市生まれ。慶應義塾大学経済学部を卒業後、NHKに記者として入局。

さまざまな事件、災害、教育問題、消費者問題などを担当する。1994年4月から11年間にわたり「週刊こどもニュース」のお父さん役として活躍。

わかりやすく丁寧な解説に子どもだけでなく大人まで幅広い人気を得る。

2005年3月、NHKの退職を機にフリーランスのジャーナリストとしてテレビ、新聞、雑誌、書籍など幅広いメディアで活動。

2016年4月から、名城大学教授、東京工業大学特命教授など、9大学で教える。

おもな著書に『伝える力』シリーズ(PHP新書)、『知らないと恥をかく世界の大問題』シリーズ(角川SSC新書)、『池上彰教授の東工大講義』シリーズ(文藝春秋)、『知らないではすまされない自衛隊の本当の実力』『世界から格差がなくならない本当の理由』『なんのために学ぶのか』(SBクリエイティブ)など、ベストセラー多数。

番組紹介

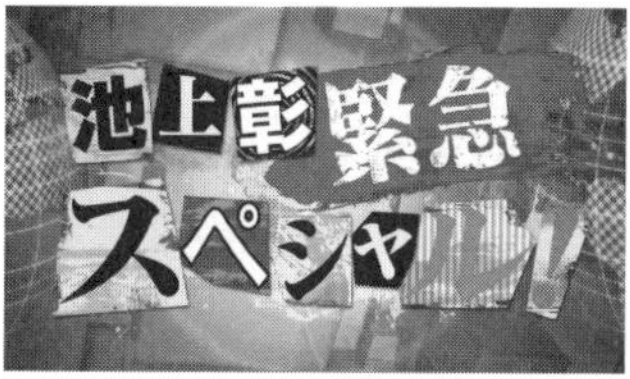

池上彰緊急スペシャル!

普段何気なく見ているニュース。その裏には、驚くほどの様々な背景や思惑が隠れている。そして、私たちが、今の世界にいだく大きな疑問。タブーなき徹底解説で、池上彰が、世界の“仕組み”を深く、広く、とことんひもとく。

◎フジテレビ系全国ネット
「日曜THEリアル!」(日曜よる8時から9時54分)などで、不定期に放送
◎解説:池上 彰
◎進行:高島 彩

■本書は、「池上彰緊急スペシャル！～世界を変えた新型コロナ 未来を生き抜く私たちの闘い～」（2020年5月31日放送）の内容から構成し、編集・加筆したものです。

SB新書 516

コロナウイルスの終息《しゅうそく》とは、撲滅《ぼくめつ》ではなく共存《きょうぞん》

2020年8月15日 初版第1刷発行

著 者 池上《いけがみ》 彰《あきら》＋「池上彰緊急《いけがみあきらきんきゅう》スペシャル！」制作《せいさく》チーム

発 行 者 小川 淳

発 行 所 SBクリエイティブ株式会社
〒106-0032 東京都港区六本木2-4-5
電話：03-5549-1201（営業部）

協 力 フジテレビジョン
一般財団法人 阪大微生物病研究会
大杉義征（大杉バイオファーマ・コンサルティング株式会社）
奥野良信（大阪健康安全基盤研究所）
渡士幸一（国立感染症研究所）

装 幀 長坂勇司（nagasaka design）

組版・本文デザイン
図版作成 株式会社キャップス

編集協力 渡邊 茂

イラスト 堀江篤史

写真・記事 共同通信
時事通信

印刷・製本 大日本印刷株式会社

本書をお読みになったご意見・ご感想を下記URL、
または左記QRコードよりお寄せください。

https://isbn2.sbcr.jp/07241/

ISBN 978-4-8156-0724-1